Alle Angaben in diesem Buch beruhen auf dem aktuellen Stand von Wissenschaft und Forschung. Grundsätzlich sollten jedoch alle Hautveränderungen oder Befindlichkeitsstörungen mit einem Arzt besprochen werden, ehe eine Selbstbehandlung vorgenommen wird. Insbesondere muß abgeklärt werden, daß die vorliegenden Beschwerden nicht Symptome von Krankheiten sind, die dringender ärztlicher Behandlung bedürfen. Für den Erfolg bzw. die Richtigkeit der Anwendungen in jedem Einzelfall können Autoren, Produzenten oder Verlag keinerlei Gewähr übernehmen.

Sven-Jörg Buslau und Corinna Hembd

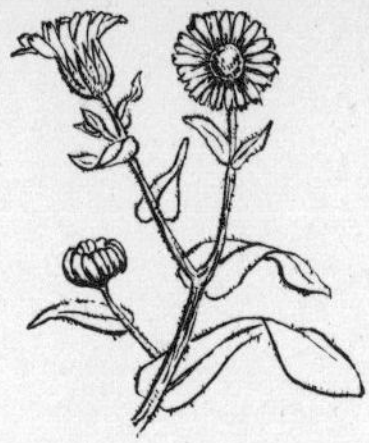

Calendula

Ringelblumen-Rezepte für schöne und gesunde Haut

Originalausgabe

Wilhelm Heyne Verlag
München

HEYNE RATGEBER
08/5269

Umwelthinweis:
Dieses Buch wurde auf chlor- und säurefreiem Papier gedruckt.

http://www.heyne.de
Printed in 1999
Lektorat: Johann Lankes
Umschlaggestaltung: Atelier Bachmann & Seidel, Reischach
Umschlagabbildung: Lavendelfoto, Hamburg
Innenabbildungen: Seite 1: Pflanzenarchiv Lavendelfoto, Hamburg (2); Naturbild-Archiv Manfred Pforr, Langenpreising; Weleda AG Heilmittelbetriebe, Schwäbisch Gmünd, Seite 2 und 3: Archiv für Kunst und Geschichte, Berlin, Seite 4: Pflanzenarchiv Lavendelfoto, Hamburg
Satz: DTP/Walleitner
Druck und Bindung: Ebner, Ulm

ISBN 3-453-15443-6

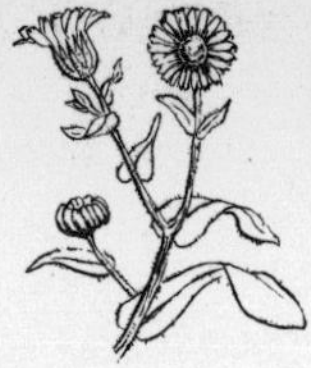

Inhalt

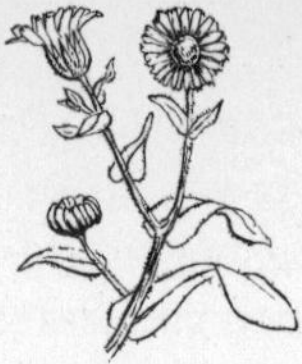

Vorwort

Bestimmt kennen Sie die Ringelblume aus Ihrer Blumenvase

Gesehen haben Sie die Ringelblume bestimmt schon mal: Zwischen Juni und Oktober nämlich wird diese gelb- und orangefarbene Asternart sehr häufig in Blumenläden angeboten. Mit ihren dicken Blüten belebt sie viele Sträuße, hat wahrscheinlich auch schon mal bei Ihnen zu Hause eine Blumenvase geschmückt.
In fast jedem Park und Heilkräutergarten hat die Ringelblume (lateinischer Name: Calendula officinalis) ihren festen Platz – in der Natur aber findet man sie wild wachsend sogar auf Schuttabladeplätzen. Denn sie ist nahezu unverwüstlich, dabei aber eine fantastische Heilpflanze und nahezu unersetzlich in der Kräuterkosmetik.
Und gerade weil sie so genügsam im Anbau ist, könnte sich jeder seinen eigenen Ringelblumen-Vorrat schaffen. Auf dem Balkon oder im Garten macht sie dem Auge Freude, dem Körper hilft sie getrocknet und als Tee. In diesem Buch haben wir deshalb neben den besten Rezepten für ihre Aufbereitung auch Anleitungen zum Pflanzen für Sie zusammengestellt. Unter den Heilpflanzen gilt die Ringelblume als eine der am meisten erforschten. Fast alle Inhaltsstoffe sind analysiert, ihre Wirksamkeit getestet. Deshalb ist wissenschaftlich bewiesen, daß die Ringelblume sogar da noch hilft, wo vieles andere versagt. So zum Beispiel in der begleitenden Therapie und Nachbehandlung von Akne, bei Cellulite (Orangenhaut) und gegen Falten.

Das Hauptgewicht dieses Buches liegt auf der praktischen Anwendung der Calendula. Zahlreiche Rezepte für Kosmetik, medizinische Anwendungen und homöopathische Therapien sollen Ihnen die Vielfalt dieser Pflanze vor Augen führen.
Beim Ausprobieren und Zusammenstellen haben wir eine Menge Spaß mit den schönen gelben und orangefarbenen Blumen gehabt. Den wünschen wir Ihnen jetzt auch. Und wenn Sie diese fantastische Pflanze medizinisch nutzen möchten: gute Besserung.

Sven-Jörg Buslau
und Corinna Hembd

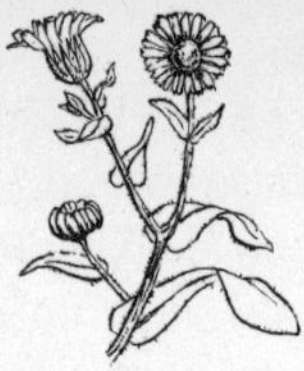

Die Ringelblume in der Volksmedizin

Schon in der Antike arbeiteten Ärzte mit einer Pflanze, die der Beschreibung nach wahrscheinlich eine Ringelblume war. *Klymenon* hieß sie in Griechenland. Und dort wurde sie – ein klassisches Einsatzgebiet der Ringelblume – bei Verletzungen eingesetzt, speziell bei Brandwunden. Auch die Römer verwendeten ihre *Caltha flaventia lumina* für solche Zwecke. Der arabische Arzt, Alchemist und Philosoph Avicenna (980–1037) erwähnte ebenfalls eine Ringelblume, die er aber weniger medizinisch, sondern mehr als Repellent gegen Insekten einsetzen wollte.

Wer sich für Naturheilkunde interessiert, kommt um einen Namen kaum herum: die heilige Hildegard von Bingen (1098–1179). Zahlreiche der noch heute verwendeten Heilkräuter wurden von ihr erstmals erwähnt. In ihren Büchern »Causae et Curae« und »Physica« beschrieb sie auch Rezepte mit der Ringelblume. Ein Beispiel: »Nimm Ingwer, pulverisiere ihn, mische ihn mit einem bißchen Saft von der Pflanze, die Ringelblume heißt, und mache aus diesem Pulver mit ein wenig Mehl kleine Kuchen. Backe sie im Ofen, wenn die Hitze des Feuers schon ein wenig nachgelassen hat, und iß dann diese kleinen Kuchen sowohl nach dem Frühstück als auch auf nüchternem Magen.« Helfen sollten diese Kekse unter anderem gegen Verdauungsstörungen.

Heinrich VIII., der König von England, der sich zu Lebzeiten

(1491–1547) insgesamt von sechs Ehefrauen (die siebente überlebte ihn) und der katholischen Kirche trennte, schwor auf die Ringelblume in seinem Anti-Pest-Tee (u. a. mit Sauerampfer, Frauenminze, Löwenmäulchen und Wiesenknopf), den er täglich trank. Wobei es unklar bleibt, ob er deshalb nicht an der Pest gestorben ist.

Die Ringelblume in der frühen Krebstherapie

Der erste Arzt, der die Ringelblume als Krebstherapeutikum verwendete, war Pierandrea Matthiolus (1500–1577). Im letzten Jahrhundert wurde die Ringelblume dann zur regelrechten Krebs-Modedroge. Heutige Untersuchungen beweisen, daß die Ringelblume tatsächlich krebshemmende Stoffe enthält (mehr darüber im Abschnitt »Die Inhaltsstoffe der Ringelblume«). Das ist auch der Grund dafür, daß es sich dabei eben nicht nur um eine modische, sondern auch um eine erfolgreiche Behandlungsmethode handelte.
Pfarrer Sebastian Kneipp (1821–1897) setzte die Ringelblume dagegen eher konservativ ein, also in einem Bereich, von dem die große Wirkung dieser Heilpflanze bekannt war: »Die Ringelblume ist eine Heilpflanze ersten Ranges. Für Geschwüre und auch bei Flechten ist die Calendula ausgezeichnet. Man macht eine Calendula-Salbe [Rezept unter ›Die Verwendung der Ringelblume‹ – Anm. d. Autoren] und streicht sie auf die kranke Stelle.« Pfarrer Kneipp hatte völlig recht mit seiner Therapie. Denn die Calendula fördert tatsächlich die Wundheilung und hilft, neues Gewebe zu schaffen.
Auch die österreichische Kräuterkundige Maria Treben (1908–1991) hielt viel von der Ringelblume: »Die Ringelblume ähnelt stark unserer Arnika, ist dieser aber an Heilkraft überlegen. Arnika jedoch darf innerlich nur unter ärztlicher Aufsicht angewendet werden, da der Tee bei Herzkranken mehr schaden als nützen kann. Ringelblumentee hingegen kann unbeschadet getrunken werden. Als blutreinigende Pflanze ist sie bei infektiöser Gelbsucht unsere beste Helferin. Die Ringelblume wirkt reinigend, zirkulationsanregend und fördert die Heilung von Wunden.« Mit letzterem hatte die kluge Kräuterfrau durchaus Recht. Zu bezweifeln ist aber, daß die Ringelblume bei

Gelbsucht oder anderen Leberproblemen helfen kann. Fachleute meinen, dieses Gerücht stamme aus einer Zeit, in der Pflanzen wegen ihrer Farben bestimmten Leiden zugeordnet wurden. Und die gelbe Ringelblume müßte nach diesen Lehren das richtige Mittel sein, um die Gelbsucht zu heilen. Wissenschaftlich gibt es aber keinen Beweis dafür, daß Calendula sich in irgendeiner Weise auf die Leber auswirkt.

Mißverständnisse um eine Heilpflanze

In der Geschichte der Calendula gab es einige eher merkwürdige Anwendungsformen dieser Heilpflanze, von denen man heute weiß, daß sie mindestens unsinnig, oft aber auch sogar gefährlich waren. Ein krasses Beispiel dafür ist die Verwendung der Ringelblume in der Geburtshilfe. Den schmerzstillenden Tee zu trinken mag ja noch Sinn machen. Aber die Pflanze im Zimmer der Gebärenden zu verbrennen, war ein richtig gefährliches Rezept aus der mittelalterlichen Hexenküche. Denn beim Verbrennen organischer Stoffe entsteht hochgiftiges Kohlenmonoxid. Und wenn die Geburt tatsächlich beschleunigt wurde, dann wohl eher, weil die Mutter so schnell wie möglich wieder an die frische Luft wollte.
Xochioquetzal, die aztekische Göttin der Liebe, Ehe, aber auch der Untreue und Hurerei, trägt in Darstellungen bis zum heutigen Tag auf der einen Seite eine Taube, auf der anderen eine Ringelblume in der Hand. Dies hängt wahrscheinlich damit zusammen, daß die Ringelblume lange Zeit als eine Art Aphrodisiakum galt, das besonders Frauen zu mehr Spaß am Sex verhelfen sollte. Ein schöner Aberglaube war es, daß man die Ringelblume in die Fußspuren seines Geliebten pflanzen sollte, um sich seine Treue auf ewig zu sichern.
In Mexiko hat die Ringelblume unter der Urbevölkerung eine ganz andere Bedeutung. Ihre knallige Farbe soll sie dem Blut der Indianer zu verdanken haben, die im Kampf gegen die spanischen Eroberer starben. Man sieht sie dort heute fast nur noch auf Friedhöfen.
Französische und deutsche Bauern benutzen die Ringelblume als Wetterstation. Eine von ihnen beobachtete Regel lautet: »Hat sich

die Blüte der Ringelblume bis sieben Uhr am Morgen nicht geöffnet, gibt es noch am selben Tag Regen.« Probieren Sie es doch mal mit Ringelblumen in Ihrem Garten oder auf Ihrem Balkon aus. Selbst wenn die alte Bauernregel nicht funktioniert, züchten Sie zumindest eine Heilpflanze, mit der Sie sich und anderen viel Gutes tun können.

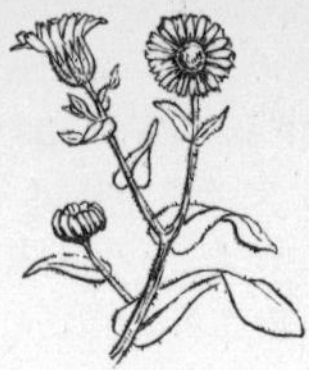

Die medizinische Wirkung der Calendula officinalis

Eine einzige und typische Wirkung der Ringelblume gibt es eigentlich gar nicht. Denn je nachdem, wie ihre Wirkstoffe gelöst werden, eröffnet diese Heilpflanze ein ganzes Wirkungsspektrum. Und so weitgefächert dieses Spektrum ist, so vielfältig sind natürlich auch die Einsatzmöglichkeiten dieser Pflanze in der Naturheilkunde. Einige Stoffe in der Blume (mehr dazu auch im nächsten Kapitel) sind wasser-, andere nur fett- oder alkohollöslich. Außerdem gibt es ein besonderes Verfahren, mit dem die wichtigsten Wirkstoffe sehr schonend gewonnen und dem menschlichen Körper zur Verfügung gestellt werden können.

Fangen wir mit der einfachsten Verarbeitung von Ringelblumenblüten an: mit dem Tee. Wasserlösliche Hauptbestandteile der Ringelblume sind Saponine und Flavonoide. Saponine reagieren sehr eifrig mit Fett, bauen auch gefährliche Fette wie Triglyzeride und Cholesterin (beide Fette erhöhen die Herzinfarkt-Gefahr!) im Darm ab. Außerdem sind Saponine zum Töten von Mikroben, insbesondere von Pilzen (*Candida albicans*) geeignet.

Flavonoide stammen aus den Farbstoffen der Pflanzen und haben eine ganz erstaunliche Wirkung. Sie lindern Schmerzen, bekämpfen verschiedene Mikroben und verdünnen unser Blut, beugen also zum Beispiel Arteriosklerose vor. Außerdem sind sie der Grund dafür, daß die Ringelblume von Allergikern meistens gut vertragen wird.

Flavonoide regulieren nämlich das Immunsystem. Sie verhindern dadurch auch Überreaktionen der Abwehrkräfte, die im Falle einer Allergie ja immer auf für den Körper eigentlich ungefährliche Stoffe reagieren, als handele es sich um einen bedrohlichen Feind. Diese wertvollen Flavonoide sind auch im Tee reichlich enthalten.
Die ätherischen Öle, denen die Ringelblume ihren harzigen Geschmack verdankt, sind ebenfalls wasserlöslich, also auch im Tee enthalten. Wichtig ist hierbei aber, daß der Tee beim Ziehen abgedeckt wird, ansonsten verflüchtigen sich diese Öle. Am besten verwendet man hier eine Kräuterteetasse, wie man sie in Kaufhäusern, Teeläden und Porzellangeschäften kaufen kann. Diese Tasse wird oft mit Siebeinsatz und stets mit einem Deckel geliefert, den man auch nach dem Ziehen immer wieder aufsetzen kann, damit der Tee warm bleibt.
Zwei andere wichtige Stoffe können nur durch Fette oder Alkohol gelöst werden. Das sind zum einen die eigentlichen Entzündungshemmer der Ringelblume, die Triterpendiole, und zum anderen die krebshemmenden Carotinoide. Beide werden besonders schonend gewonnen in einem Calendulaextrakt, der durch ein spezielles Hochdruckverfahren mit Kohlendioxid hergestellt wird. Solche Produkte aber kann man nur in der Apotheke kaufen, nicht selber fabrizieren. Fragen Sie Ihren Apotheker speziell nach diesem Herstellungsverfahren, wenn Sie den Extrakt erstehen. Dieser Calendulaextrakt, besonders in der Mischung mit Schweineschmalz (entspricht in seiner Zusammensetzung sehr stark dem Fett der menschlichen Haut, wird also ausgezeichnet assimiliert), ergibt eine sehr wirksame Salbe bei allen möglichen Hauterscheinungen.
Die Carotinoide lassen sich auch in Speisen, wie zum Beispiel in Quark- oder Fleischgerichten, aus den frischen Ringelblumenblüten ziehen, die darüber gestreut werden. Nur im Tee sind weder Carotinoide noch Triterpendiole zu finden. Beachten Sie deshalb unter den »medizinischen Anwendungen« genau unsere Empfehlungen, die auf diese Eigenart der Calendula und ihrer Produkte abgestellt sind.

Die Wirkungen der Calendula kurz zusammengefaßt:

- wundheilend
- schmerzstillend
- hautregenerierend
- antibiotisch
- entzündungshemmend
- tumorhemmend
- immunsystemregulierend
- fettabbauend in Darm und Blutgefäßen
- pilztötend
- cholesterinsenkend
- beruhigend
- bakterienhemmend
- antioxidativ (fängt freie Radikale)
- ödemhemmend
- gefäßstabilisierend

Die Inhaltsstoffe der Ringelblume

Ätherische Öle

Sie sorgen in den Ringelblumenblüten nachweislich für eine Senkung der Herzfrequenz, drosseln die Schweißabsonderung und lockern die Muskulatur. Damit hat Calendula auch eine psychologische, beruhigende Wirkung. Aber ätherische Öle können noch mehr. Labortechnisch überprüft ist die tödliche Wirkung von Calendula auf folgende Keime:

- *Candida albicans* (Hefepilz mit schweren Folgen, siehe »Medizinische Anwendungen« unter »Pilzinfektionen«)
- *Trichomonaden* (treten in Zusammenhang mit Karies, Mundschleimhautentzündungen, Darmkrämpfen, Magenkrebs und einigen Geschlechtskrankheiten auf)
- *Bacillus subtilis* (beteiligt an Blutvergiftungen, Lungen-, Herzmuskel- und Hirnhautentzündungen)

- *Staphylococcus aureus* (schlimmstenfalls bei Herzklappenfehlern und Lungenentzündungen zu finden, aber auch bei der Bildung von Furunkeln und Karbunkeln)
- *Pseudomonas aeruginosa* (Mitverursacher von Blutvergiftungen, Wundinfektionen, Lungen- und Herzmuskelentzündungen, Gallenblasen- und Augeninfektionen sowie von Durchfällen bei Babys)
- *Escherichia coli* (löst Durchfälle bei Reisenden und Babys aus)
- *Trichophyton, verschiedene Arten* (steckt hinter vielen Hautpilzen)
- *Klebsiella pneumoniae* (ist *der* Erreger schwerer Lungenentzündungen)

Saponine

Sie betragen etwa zehn Prozent des Trockengewichts der Calendula und liegen damit über dem durchschnittlichen Gehalt anderer Pflanzen. Saponine bilden an ihrer Oberfläche Zuckermoleküle, die wiederum sehr gut mit Fett reagieren. Das heißt, sie funktionieren im Darm quasi wie ein Fettstaubsauger, nehmen dabei auch lebensgefährliche Cholesterine und Triglyzeride (erhöhtes Herzinfarkt-Risiko) mit. Und sie putzen die Adern, hemmen somit die mögliche Bildung von Fettablagerungen, die zur Arteriosklerose führen könnten. Saponine zerstören bei ihrer Arbeit im Organismus auch die Fettschicht von Pilzen, so daß diese in ihrem Zellaufbau gehemmt werden. Jüngste Untersuchungen stellten zudem heraus, daß Saponine auch bei der Bildung des entzündungshemmenden Kortisons im Körper behilflich sind. Dieser Wirkstoff bleibt auch im Tee voll erhalten.

Carotinoide

Sie sind erst in den letzten Jahren in das Interesse der medizinischen Wissenschaft gelangt. Mit ihrer Hilfe bildet die Ringelblume ihre wunderschönen gelben und orangefarbenen Blütenblätter. Im Gelb überwiegen die Xantophylle, im Orange die Beta-Carotinoide, die eine Vorstufe des Vitamin A (wichtig fürs Immunsystem, die Sehkraft, gesunde Schleimhäute) bilden. In den Pflanzen kümmern sich die Carotinoide um die gefährlichen freien Radikale, die durch Sonnenbestrahlung in den Blüten aktiv werden. Sie können im menschlichen Körper durch die Carotinoide ebenfalls gehemmt werden. Das ist deshalb besonders wichtig, weil man die freien Radikale für das Wachstum von Krebstumoren und für die Entstehung von Arteriosklerose verantwortlich macht. Vermutlich sind hier die Heilungserfolge der Calendula in der Krebstherapie des 19. Jahrhunderts begründet. Zusätzlich sind es auch die Carotinoide, die in der Ringelblume für schnelle Wundheilung und Hautregeneration (sogar bei tiefen Schnitten und Operationswunden) sorgen. Im Tee sind Carotinoide nicht löslich, sie sind nur im Extrakt und im Öl zu finden.

Phytosterole

Sie werden in den menschlichen Steroidstoffwechsel integriert. Darunter fällt beispielsweise das Cholsterol, das lipidsenkend, das heißt die Blutfettwerte erniedrigend wirkt, und das Sitosterol, das bei Prostataleiden entzündungshemmend eingreift. Beide sind ebenfalls in den Blüten der Ringelblume enthalten.

Polysacharide

Das sind Zucker, die im Immunsystem wirken und für eine Verbesserung der Abwehrkräfte genutzt werden können. Sie nehmen immerhin 15 Prozent der Inhaltsstoffe der Ringelblume für sich in Anspruch. Das heißt, daß auch die Ringelblume durchaus der Stimulation des Immunsystems dient.

Flavonoide

Die Flavonoide hemmen in erster Linie den Arachidonsäurestoffwechsel, entziehen damit dem Körper eine wichtige Grundlage für die Schmerzempfindung und wirken auf diese Weise schmerzstillend. In zweiter Linie bauen Flavonoide Blut-Dickmacher ab, verdünnen den Lebenssaft und vermindern so die Gefahr von Verschlüssen (Infarkte) und Entzündungen in den Blutgefäßen (zum Beispiel Krampfadern). Außerdem besitzen sie eine antibiotische Wirkung auf folgende Keime: *Escherichia coli*, *Klebsiella pneumoniae*, *Staphylococcus aureus* (alle unter »Ätherische Öle« beschrieben) und eine weitere Hefepilzart namens *Candida monosa*. Darüber hinaus regulieren die vielseitigen Flavonoide unser Immunsystem und vermindern zudem allergische Reaktionen, weil sie ein Überschießen des Systems verhindern.

Triterpendiole

Triterpenalkohole und Triterpendiole bilden die Hauptwirkstoffe der Ringelblume. In zahlreichen Untersuchungen (tatsächlich wurde kaum eine Heilpflanze so genau erforscht wie die Calendula) wurde ihre entzündungshemmende Wirkung bewiesen. Vor allem die Triterpendiole machen gerade bei Hautentzündungen die Calendula so wirksam. Leider sind diese Stoffe im Tee nicht enthalten, weil sie nur durch Fett oder Alkohol aus der Ringelblume gelöst werden können. Das macht die Salben, aber auch die Tinktur zu wirksamen Heilmitteln.

Bitterstoffe

Sie sind vor allem im Teeaufguß vorhanden. Deshalb wird empfohlen, nur bei Spülungen und Aufgüssen für Umschläge und Wickel den Tee mit noch kochendem Wasser zu übergießen und mehr als zehn Minuten ziehen zu lassen. Fürs Trinken (nicht mehr kochendes

Wasser, höchstens zehn Minuten lang ziehen lassen) wird er auf diese Weise leicht zu bitter, was dann keinerlei positive Wirkung mehr auf den menschlichen Organismus hat, sondern einfach nur schlecht schmeckt. Vernünftig dosierte Bitterstoffe dagegen regen den Stoffwechsel und die Verdauung an.

Organische Säuren

Diese Säuren – wie Vitamin C (Ascorbinsäure), Oxal-, Zitronen- und Kieselsäure – sind in fast allen Heilpflanzen enthalten. Sie resultieren aus dem sekundären Stoffwechsel der Pflanze. Hier werden sogenannte Abfallprodukte der Pflanze in bestimmten Zellverbänden oder Hohlräumen (Vakuolen) im Stengel gesammelt und gehen bei der Verarbeitung des Grüns zur Droge in diese über.

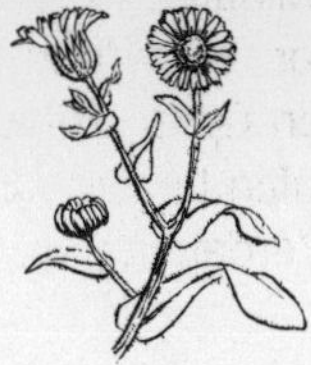

Aufzucht und Gewinnung von Ringelblumen

Glücklicherweise gehört Calendula zu den dankbaren Pflanzen, die wenig Ansprüche an den Gärtner stellen. Sie gedeiht vorzugsweise an sonnigen Orten mit viel Feuchtigkeit. Ein gesättigter Lehmboden eignet sich ideal. Das Gewächs nimmt aber auch zum Beispiel mit Moorböden vorlieb. Wegen ihrer Genügsamkeit kommt sie ebenso mit nährstoffarmen Untergründen zurecht. Dank ihrer Widerstandsfähigkeit können ihr längere Schlechtwetterperioden mit Regen und Kälte kaum etwas anhaben. Und auch Zeiten der Trockenheit übersteht Calendula normalerweise ohne Schaden zu nehmen. Trotzdem ergeht es der Pflanze wie vielen Menschen: Sie fühlt sich am wohlsten bei reichlich Sonnenlicht und Wärme und dankt es mit besonders üppigem Wachstum.

Calendula und ihre botanischen Merkmale

Calendula	oder korrekt *Calendula officinalis* zählt zur Familie der Korbblütler (*Compositae* oder *Asteraceae*). Sie befindet sich damit in der Gesellschaft von anderen Pflanzen wie Gänseblümchen, Kamille, Huflattich,

	Löwenzahn, Sonnenhut, Arnika, Schafgarbe, Wermut, Artischocke und Estragon
Die Aussaat	erfolgt im Frühjahr zwischen April und Mai
Blütezeit	ist von Mai bis Ende Oktober, auch bis Anfang November.
Die Lebensdauer	beträgt normalerweise ein Jahr. Nur in Ausnahmefällen überwintert die Pflanze und blüht ein zweites Jahr.
Die Blüte	wird häufig mit einigen Chrysanthemen- oder Löwenzahnarten verwechselt. Sie besteht aus Blütenköpfen mit einem Durchmesser von zwei bis fünf Zentimetern. Die Blüte wird von einem schüsselförmigen Hüllkelch mit grünen Blättern umfaßt. Weiter innen sind zwei bis drei Reihen zungenförmige Blüten angeordnet, die ca. doppelt so lang sind wie der umhüllende Kelch. Sie weisen eine kräftige Farbe aus: Gelb oder Orange. Im Zentrum der Blüte stehen Röhrenblüten, die teilweise gleichfalls zungenförmig sind.
Vorkommen	als kultivierte Pflanze vorwiegend in Gärten, in südlicheren Gefilden vereinzelt auch in freier Natur an sonnigen Standorten auf Lehmböden.
Größe	Der oberirdische Teil der Pflanze erreicht eine Höhe von etwa 30 bis 50 Zentimetern. Der unterirdische besteht aus einer Pfahlwurzel, die sich senkrecht bis zu 20 Zentimeter tief in den Untergrund bohrt.
Der Stengel	stellt sich in kantiger Form dar. Er ist behaart, am unteren Teil verholzt. Im oberen Teil verzweigt sich der Stengel.
Die Blätter	sind mit weichen Haaren und am Rand mit kurzen Wimpern ausgestattet.

Der Geruch	wird von vielen als vergleichsweise unangenehm empfunden, weshalb die Ringelblume vom Volksmund mit verächtlichen Namen wie zum Beispiel »Stinkerli« oder »Hofartscheißer« getauft wurde. Das Aroma erinnert an Harz.

Ringelblumen-Samen ist in jedem einigermaßen gut sortierten Gartenfachgeschäft erhältlich. Die Aussaat geschieht im Frühjahr etwa von April bis Mai. Die Samen werden in einem Abstand von mindestens 25 Zentimetern voneinander ins Erdreich eingebracht. Das Düngen der Pflanzen erübrigt sich, wenn Sie im vorangegangenen Herbst das Blumenbeet zum Beispiel mit Holzasche, Algenkalk oder Horn-Knochen-Blut-Mehl vorbereitet haben. Das Motto »viel hilft viel« sollten Sie beim Düngen allerdings vergessen. Gehen Sie vielmehr sparsam mit dem Dünger um. Sonst bilden die Pflanzen weniger Blüten als – für Hobbygärtner und -heilkundige unsinnige – Blätter.

Andererseits kann das Gewächs ausgezeichnet selbst als ökologische Düngerhilfe dienen. Ringelblumen durchdringen mit ihren Wurzeln den Boden, lockern ihn auf und schaffen auf diese Weise ein natürliches Belüftungssystem. Außerdem sind sie mit ihren tiefreichenden Wurzeln in der Lage, sich Nährstoffe aus unteren Bodenschichten nutzbar zu machen. Sterben die Pflanzen später ab und verrotten, entlassen sie diese wieder – und zwar in die oberen Schichten des Erdreichs. Nutznießer sind flachwurzelnde Zier- oder Nutzgewächse.

Doch Calendula hat noch einen weiteren positiven Effekt im Zusammenhang mit einer ökologisch orientierten Gartenbewirtschaftung. Vor allem, wer Erdbeeren und Kartoffeln anbaut, befindet sich oft in einer dauernden Schlacht gegen Schädlinge. Insbesondere Fadenwürmer wie Zysten- und Wurzelälchen entfalten einen ungezügelten Appetit und können den Gärtner um ganze Ernten bringen, wenn er ihnen nicht Einhalt gebietet. Fadenwürmer zeichnen sich durch ein gehöriges Maß an Tücke aus, weil sie auch über das Wurzelwerk zum Beispiel von Möhren, Rosen und obsttragenden Gehölzen herfallen und ihr Zerstörungswerk zunächst unbeobachtet verrichten. Art und Umfang der Schäden werden somit oft erst dann erkennbar, wenn es bereits zu spät ist.

Eine umweltverträgliche Schädlingsbekämpfung bzw. -vorbeugung gelingt beispielsweise mit der Ringelblume. In einem etwa einen Meter breiten Saum rings um die Beete angepflanzt, schirmt sie Zier- und Gemüsewuchs zuverlässig gegen die unwillkommenen Parasiten ab. Die aromatischen Öle von Calendula und anderen Pflanzen (zum Beispiel Niembaum, Zwiebel) wirken nämlich keineswegs einladend auf die Schädlinge und veranlassen sie, die bebauten Beete weiträumig zu umgehen.

Doch Vorsicht! Wenn der Gartenfreund nicht aufpaßt, kann die Ringelblume ungünstigen Einfluß auf andere weniger robuste Pflanzen ausüben. Fühlt sie sich an ihrem Standort wohl, vermehrt sich Calendula ungehemmt. Andere Pflanzen können durch sie verdrängt werden. Es empfiehlt sich deshalb, die Entwicklung der Ringelblume im Auge zu behalten und sie notfalls einzudämmen.

Die Gewinnung der Blüten

Die wirksamen Bestandteile der Ringelblume sind hauptsächlich in der Blüte versammelt. Sie werden im Hochsommer (Juli bis August) geerntet. Wenn Sie die Blüten pflücken wollen, warten Sie trockene Tage ab. Die Konzentration der Wirkstoffe soll nach Meinung von Kennern bei zunehmender Mondphase am höchsten sein.

Begehen Sie während der Ernte nicht den Fehler und deponieren die Blüten in einen Plastikbeutel o. ä. Wählen Sie statt dessen luftige Behältnisse wie Stoffbeutel oder Weidenkörbe. Auch Papiertüten eignen sich. Bei der Verwendung luftundurchlässiger Tüten besteht sonst leicht die Gefahr des Schimmelns. Falls Sie neben der Ringelblume noch andere Heilpflanzen sammeln wollen, sollten Sie die verschiedenen Blüten getrennt voneinander befördern und aufbewahren. So vermeiden Sie eine gegenseitige Beeinflussung der Aromen.

Unmittelbar nach der Heimkehr sollte man damit beginnen, die farbigen Zungenblüten behutsam abzuzupfen. Zum Trocknen werden sie einlagig an einen luftigen Platz gelegt. Gute Ablageflächen bilden Holz oder Papierlagen (kein Zeitungspapier, weil es zuviel Chemie in der Druckerschwärze enthält). Bei größeren Mengen empfiehlt sich die Anschaffung oder Herstellung von Holzregalen mit mehreren Lagen.

Aufbewahrung

Vermeiden Sie nach Möglichkeit, die getrockneten Blüten in Plastikgefäße zu füllen. Kunststoffe neigen mitunter dazu, verschiedene Chemikalien an ihre Umgebung weiterzugeben. Die Eigenschaften der Kräuter könnten dadurch negativ beeinflußt werden.
Besser eignen sich Behälter aus Glas- oder Holz. Ohne Bedenken ist aber auch eine Aufbewahrung in Papiertüten oder Blechdosen möglich. Eine nahezu ideale Art der Lagerung ist die in Jutesäckchen, die man mit einer Schnur frei schwebend zum Beispiel ans Dachgebälk bindet. Auf diese Art werden die Blüten optimal belüftet. So können auch Kräuter, die nicht ganz perfekt durchgetrocknet wurden, noch etwas Feuchtigkeit abgegeben.
Unbedingt ratsam ist eine gewissenhafte Beschriftung der Behälter. Das gilt um so mehr, wenn Sie Blüten verschiedener Provenienz aufbewahren. Füllen Sie auch nur ein und dieselbe Sorte ins gleiche Gefäß.

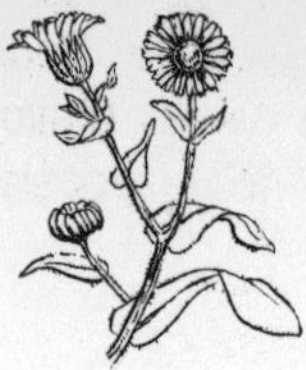

Die Verwendung der Ringelblume

Ringelblumentee

Das Grundrezept

Zutaten:
- 1 EL Ringelblumenblüten
- 200 bis 250 ml Wasser

Herstellung und Anwendung:
Die Ringelblumenblüten werden in einer großen Tasse mit kochendem Wasser überbrüht. Zehn bis zwölf Minuten lang ziehen lassen, abseihen und möglichst warm schluckweise trinken.

Für Umschläge, Wickel und Spülungen

Zutaten:
- 4 TL Ringelblumenblüten
- 200 bis 250 ml Wasser

Herstellung und Anwendung:
Die Ringelblumenblüten werden in einer großen Tasse mit heißem, aber nicht mehr kochendem Wasser überbrüht. Ziehdauer sind in diesem Fall 15 Minuten, dann abseihen. Wickel und Umschläge

werden in diesem Aufguß getränkt, kurz gewrungen und dann möglichst warm auf die Haut gebracht. Spülungen werden mit dem frischen Aufguß gemacht. In beiden Fällen kann man aber auch mit dem Tinktur-Aufguß arbeiten, Rezept siehe Ringelblumentinktur.

Tee mit Alkohol

Zutaten:

- 1 EL Ringelblumenblüten
- 1 Schnapsglas Rum oder Cognac
- 200 bis 250 ml Wasser

Herstellung und Anwendung:
Die Ringelblumenblüten werden mit dem Alkohol getränkt und bleiben dann eine halbe bis ganze Stunde lang in einer großen Tasse stehen. Dann werden sie mit kochendem Wasser überbrüht. Mindestens zehn, höchstens zwölf Minuten lang ziehen lassen, dann abseihen und möglichst warm schluckweise trinken. Der Alkohol macht diesen Tee noch wirksamer, weil dadurch Stoffe aus den Ringelblumenblüten gelöst werden, die sonst im Tee nicht vorhanden sind. Das betrifft vor allem die entzündungshemmende Wirkung. (Alkoholiker dürfen dieses Rezept natürlich nicht anwenden und sollten auch mit der Tinktur vorsichtig sein!)

Salben, Cremes und Gels – selbst hergestellt

Im Gegensatz zu Cremes werden Salben ausschließlich auf Fettbasis zubereitet. Die Zumischung von Hilfsstoffen, die Wasser- und Fettanteile miteinander verbinden, ist somit überflüssig. Cremes dagegen kommen ohne Wasserphase nicht aus. Da Fette und Wasser in ihrem spezifischen Gewicht und ihrer molekularen Struktur entscheidend voneinander abweichen, lassen sich beide nicht ohne weiteres miteinander vermischen. Dafür sind sogenannte Emulgatoren nötig. Sie bestehen sowohl aus einem hydrophilen Molekülteil, das sich mit Wasser verträgt, als auch mit einem lipophilen Teil, das sich mit Fetten verbindet. Somit können sie Wasser und Fette zu einer Verbindung veranlassen. Auch Waschmittel zum Beispiel enthalten ähnliche Substanzen.

Doch bevor Sie mit der Zubereitung von Salben und Cremes beginnen, sollten Sie sich zunächst mit einigen elementaren Regeln der hausgemachten Herstellung vertraut machen:

- Peinliche Sauberkeit ist eine Grundvoraussetzung. Behälter, Arbeitsfläche und -geräte sind unbedingt gründlich zu reinigen, um Wirksamkeit und Haltbarkeit der Cremes und Salben zu gewährleisten. Hier empfiehlt es sich, die Gegenstände so heiß wie möglich abzuwaschen. Auch Spülmittelreste sind abzuspülen.
- Beim Erhitzen berücksichtigen Sie die Faustregel, daß Öle schonend behandelt werden sollen. Das Erwärmen der Salben sollte deshalb grundsätzlich im Wasserbad erfolgen. Nur dort, wo frische Blüten etc. verarbeitet werden, kann bzw. muß die Wärmezufuhr direkt auf der Herdplatte erfolgen. Als Behälter kommen hitzefeste Gläser und Töpfe in Frage oder lediglich fürs Wasserbad auch einfache Marmeladengläser – sofern sie gewissenhaft gesäubert worden sind.
- Die in den Rezepten angegebenen Mengen sollten genau beachtet und sorgsam abgewogen bzw. abgemessen werden. Mit der Zeit jedoch wird sich eine gewisse Erfahrung und damit ein Gefühl einstellen, so daß sich Meßbecher und Waage (siehe unten) möglicherweise als entbehrlich erweisen.

Die Ausrüstung

Eines vorweg: Teure Anschaffungen sind fürs erste völlig unnötig. Die Grundausstattung besteht aus einigen wenigen Gerätschaften, die womöglich bereits im Haushalt vorhanden sind. Wenn Sie dann – und davon gehen wir aus – Spaß an der Sache haben, läßt sich später das Equipment immer noch ergänzen. Doch auch mit der Anschaffung der zusätzlichen Hilfsmittel bleibt die Zubereitung von Salben ein preiswertes Hobby.

Zum Basis-Werkzeug sollten gehören:

- eine Pfanne (für das Erhitzen im Wasserbad)
- ein Topf
- drei bis fünf gereinigte Gläser (zum Beispiel Marmeladengläser)
- ein Eßlöffel
- ein Meßlöffel (2 ml)
- ein Meßbecher (100 ml)
- Gefäße für die zubereiteten Salben (in Apotheken und Naturkosmetikläden erhältlich)

Für fortgeschrittene und interessierte Salbenmischer empfehlen wir zusätzlich:

- eine Diabetiker-Waage bis ca. 250 g
- ein Meßbecher (20 ml)
- ein paar feuerfeste Gläser (mindestens 100 ml)
- zwei Glasrührstäbe
- ein Thermometer (von 0 bis ca. 150 °C)

Die Grundzutaten

In erster Linie bilden Fette die Basis-Substanz von Salben. Die Fette werden hauptsächlich in Form von verschiedenen Ölen eingebracht. Hierzu eignen sich nahezu alle Pflanzenöle. Für unsere Calendula-Salbe wählen wir natürlich Ringelblumenöl. Es läßt sich – je nach Verwendungszweck – auch durch Mandel- oder Jojobaöl ersetzen. Gute Küchenöle (beispielsweise Oliven-, Sonnenblumen- oder Distelöl) tun es aber auch. Experimentierfreudige versuchen auch mal Zubereitungen mit Nußöl.

Damit die Salbe überhaupt in der Form aufgetragen werden kann, wie wir sie kennen, ist die Beigabe von Konsistenzmitteln erforderlich. Sie verleihen der Salbe jedoch nicht nur eine dickere Beschaffenheit, sondern können unter Umständen selbst pflege- oder heilwirksame Bestandteile enthalten. Deshalb empfiehlt sich in entsprechenden Fällen die Verwendung mehrerer Konsistenzgeber.

Die üblichen Konsistenzgeber und ihre Eigenschaften

- *Bienenwachs* (bildet einen Film und entfaltet daher eine gute Schutzwirkung, starke Härtung)
- *Kakaobutter* (schwache Härtung, gute Zusatzfettung)
- *Lanolin* (Wollfett bzw. -wachs, äußerst schwache Härtung, sehr weiche Beschaffenheit, bewährt, gute Heilwirkung)
- *Shea-Butter* (schwache Härtung, gibt der Salbe jedoch eine angenehme Konsistenz und wirkt heilend)
- *Walratersatz* (gute Härtung und nachhaltige Dickung, wegen der Ähnlichkeit zu Hautfetten zieht es gut ein, es handelt sich allerdings um ein chemisches Produkt)

Cremes enthalten im Gegensatz zu Salben auch noch Wasser und Emulgatoren. Da die Qualität des Leitungswassers in Härtegrad und Zusammensetzung regional unterschiedlich ausfällt, raten wir dazu, destilliertes Wasser zu verwenden. Trotzdem sind Experimente mit Mineralwasser (ohne Kohlensäure) oder Leitungswasser nicht von vornherein zum Scheitern verurteilt. Es kommt auch hier auf einen Versuch an.

Als Emulgatoren funktionieren grundsätzlich auch einige natürliche Konsistenzgeber (zum Beispiel Bienenwachs, Lanolin). Sie sind in Wirksamkeit und Handhabung jedoch oft problematisch. Ausnahmsweise bedienen wir uns deshalb einmal der synthetischen Chemie. Tegomuls ist ein solches Produkt. Es läßt sich ohne Schwierigkeiten handhaben.

Außer den Grundstoffen enthalten Salben und Cremes natürlich noch wirksame Bestandteile (von denen abgesehen, die Öle und Konsistenzgeber bereits mitbringen), die wir je nach Zweck dazu mischen. Diese Substanzen können unterschiedlicher Natur sein.

In Frage kommen zum Beispiel:

- Ätherische Öle (Heilwirkung und Aroma)
- Kräuter- und andere Öle (zum Beispiel Ringelblumenöl)
- Tinkturen (zum Beispiel Ringelblume)
- synthetische Substanzen mit bekannt guter Wirkung (B-Panthenol, Eucerin)

- Teebaumöl und Grapefruitkernextrakt (Heilwirkung und Haltbarmachung)

Die Ringelblumenöle

Zur Herstellung von Calendulasalben und -cremes wird häufig Ringelblumenöl verwendet, sofern keine frischen Blüten verarbeitet werden. Selbstverständlich können Sie das Öl bereits fertig kaufen. Als Alternative bietet sich aber auch hier die eigene Herstellung an. Das Öl dient zur Behandlung oder Pflege der Haut und kann als Wirkstoff bei der Zubereitung in der Salbenküche weiterverarbeitet werden. Beachten Sie generell, daß das Öl gut verschlossen, kühl und dunkel aufbewahrt wird. Nehmen Sie im Zweifelsfall lieber kleine Flaschen als große. Die Entnahme nach und nach führt nämlich zu einem immer höheren Anteil an Luftsauerstoff in der Flasche. Dieser beschleunigt jedoch das Ranzigwerden des Öl bzw. dessen Verderben. Wenn Sie Fläschchen mit Tröpfchenaufsatz wählen, läßt sich die Dosierung vereinfachen.

<u>Einfaches Calendulaöl</u>
Dieses Öl wird auf »kaltem« Wege hergestellt, das heißt eine Erwärmung im Wasserbad o. ä. ist nicht erforderlich. Allerdings müssen Sie einige Wochen auf das Ergebnis warten.

Zutaten:

- 50 g getrocknete Ringelblumenblüten
- 500 ml Basisöl (zum Beispiel Erdnuß-, Oliven-, Mandel- oder Sonnenblumenöl)

Herstellung:
Übergießen Sie die Blüten in einem verschließbaren Glas mit dem Öl und schließen es. Dann stellen Sie es an einen warmen Ort und bringen etwa zwei bis drei Wochen Geduld auf.
Anschließend wird das Ganze abgeseiht und in dunkle Gläser oder Flaschen gefüllt.

Ringelblumenöl auf Alkoholbasis

Der Alkohol dient lediglich dazu, die fettlöslichen Bestandteile (Triterpendiole) der Blüte zu extrahieren. Nachdem dies geschehen ist, wird er dem Öl wieder entzogen.

Zutaten:

- 100 g Ringelblumenblüten
- 100 ml Alkohol (Äthanol, 50–70prozentig)
- 1 l Basisöl (zum Beispiel Erdnuß-, Oliven-, Mandel- oder Sonnenblumenöl)

Herstellung:

Die Blüten werden zunächst im Alkohol getränkt. Dann das Öl hinzugeben und acht Tage an einem warmen Ort deponieren. Abseihen und den Alkohol im Wasserdampf verdunsten lassen.

Der Ringelblumenhonig

Echter, kaltgeschleuderter Bienenhonig ist ein Aufbaumittel ganz besonderer Art für Ihre Körperabwehr. Ernährungswissenschaftler haben dieses natürlichste aller »Wundermittel« genauestens analysiert und herausgefunden, warum Honig so vielseitig ist:

- Honig enthält eine ganze Reihe wertvoller Vitamine – insbesondere Vitamine der Gruppe B.
- Honig besitzt einen hohen Anteil von Traubenzucker – jener Zuckerform, die der Organismus ohne Schwierigkeiten und in kürzester Zeit in den Energielieferanten Nummer eins – nämlich in Glukosemoleküle – umwandeln kann.
- Selbstverständlich mangelt es dem Honig nicht an Mineralstoffen: Insbesondere Kalzium, Magnesium und Natrium kommen reichlich darin vor; von den Spurenelementen vor allem Eisen, Kupfer, Phosphor und Mangan.
- Darüber hinaus sind im Bienenhonig verschiedene andere wertvolle Substanzen enthalten, die seine »Wunderwirkungen« erklären helfen: zahlreiche Enzyme, verschiedene hormonähnliche

Substanzen und eine ganze Reihe wertvoller organischer Verbindungen, die unser Körper besonders gut verwerten kann.

Am besten gelangt Honig zu Ihren Körperzellen, wenn Sie ihn – in warmer Milch aufgelöst – trinken. Wer mag, darf Honig aber auch »pur« genießen: Nehmen Sie zweimal täglich einen Kaffeelöffel voll Honig, und lassen Sie ihn langsam auf der Zunge zergehen. Viele der wertvollen Inhaltsstoffe gelangen dann direkt über die Mundschleimhaut in Ihren Blutkreislauf und beginnen zu wirken, ohne daß sie zuerst den Umweg über den Magen und den Darm nehmen müssen. Das gilt natürlich auch für den Calendulahonig.
So wirkt Honig auf Ihr Abwehrsystem:

- Honig stabilisiert das Immunsystem. Dadurch stellt sich bei vielen Menschen, die an den verschiedensten Allergien leiden, eine deutliche Besserung des Gesundheitszustandes ein.
- Honig steigert die Produktion der Antikörper. Dadurch ist der Organismus besser gegen Angriffe durch Krankheitskeime gewappnet. Das Resultat: Honig senkt nachweisbar die Infektanfälligkeit.
- Honig hat bakterientötende Wirkungen. Dadurch unterstützt er wirksam die Freßzellen und die Killerzellen beim »Nahkampf« mit krankmachenden Bakterien.
- Die wohltuenden Aromastoffe des Honigs wirken sich nachhaltig günstig auf das seelische Wohlbefinden des Menschen aus. Das führt über die verschiedensten Kommunikationsebenen zwischen dem Nerven- und Immunsystem zu einer Steigerung der Aktivität der körpereigenen Abwehr.
- Durch die verbesserte Versorgung des Körpers mit lebenswichtigen Vitaminen, Mineralstoffen und Spurenelementen steigert Honig die Effizienz des körpereigenen Abwehrsystems. Denn nur gesunde, gut versorgte Immunzellen können sich richtig vermehren, aktiv werden und erfolgreich gegen Krankheitskeime kämpfen.

Verbinden Sie doch diese wunderbaren Eigenschaften des Honigs mit denen der Ringelblume, und stellen Sie nach folgendem Rezept Ihren eigenen Heilhonig her:

Zutaten:

- frische Ringelblumenblüten (einmal zwei Handvoll)
- ein Glas hochwertigen Honig (zum Beispiel Akazie, Wildblüten, Klee oder Heide)

Herstellung und Anwendung:

Ein Glas Honig in bester Imkerqualität (kaltgeschleudert, naturrein) wird sanft erwärmt (bitte nicht über 40 °C, sonst verliert der Bienensaft seine Heilkraft, vorsichtshalber Thermometer in den Honig stellen). Die frischen Ringelblumenblüten werden in einen Ein- bis Zwei-Liter-Topf geschichtet und dann mit dem Honig übergossen, bis die Blüten vollständig bedeckt sind (notfalls noch weiteren Honig hinzufügen!). Dann einen Deckel auf den Topf und das Ganze drei bis vier Wochen lang an einem lichtgeschützten Ort stehen lassen. Ab und zu vorsichtig durchrühren. Dann durch ein Sieb abseihen. Dabei müssen Sie Geduld haben, denn der Honig fließt nur langsam ab. Am besten lassen Sie das Sieb eine Weile über einem Topf hängen. Der Calendulahonig wird dann in ein luftdichtes Glas gefüllt.
Er ist besonders in der Hautpflege, zur Behandlung von Hautkrankheiten und als Mittel im Tee hilfreich. Er wurde früher oft für Kinder mit Windpocken äußerlich und innerlich genutzt.

Grundrezept für Ringelblumensalben

Zunächst werden das Ringelblumenöl und ein Konsistenzmittel bei erhöhter Temperatur miteinander gemischt. Im Idealfall erhalten Sie nach dem Abkühlen eine streichfähige Masse, die sich weiterverarbeiten läßt. Je nach verwendeten Zutaten kann sich allerdings die Notwendigkeit ergeben, die Mischung noch während der Herstellung zu korrigieren. Die angegebenen Teilmengen müssen daher gegebenenfalls erhöht werden.

Zutaten:

- 30 ml Ringelblumenöl
- 2 g Bienenwachs

Herstellung:
Vermengen Sie beide Zutaten gut in einem Glas, und erwärmen Sie es in einem Wasserbad (bei dieser Gelegenheit erweist sich die Pfanne als nützlich). Die Mischung soll so lange heiß bleiben, bis sich das Wachs aufgelöst hat. Rühren Sie nochmals gut um. Entnehmen Sie eine kleine Stichprobe und lassen einige Tropfen auf einem kalten Teller abkühlen. Kontrollieren Sie, ob die Konsistenz Ihren Vorstellungen entspricht. Berücksichtigen Sie aber, daß das Ergebnis wegen der geringen Menge auf dem Teller anders ausfallen kann als die gesamte Salbenmischung. Ist die Probe zu weich, ergänzen Sie etwas Bienenwachs – ist sie zu hart, mischen Sie ein wenig Öl hinzu. Nehmen Sie zur Korrektur immer nur geringe Mengen. (Wer schon einmal mit Gipsmasse gearbeitet hat, kennt das zugrunde liegende Problem.) Sobald das Ergebnis zufriedenstellend ausfällt, nehmen Sie das Glas mit der Mischung aus dem Wasserbad, und lassen Sie alles handwarm abkühlen. Wenn Sie wünschen, geben Sie je nach Belieben noch andere wirksame Substanzen hinzu und rühren sorgfältig um. Sobald die Salbe abgekühlt ist, wird sie verschlossen.

Falls Sie eine besonders streichfähige Salbe anstreben, können Sie mit zwei oder mehreren Konsistenzgebern arbeiten. Dazu reduzieren Sie die Menge an Bienenwachs und setzen sehr weiche Konsistenzmittel ein. Die grundsätzliche Herstellungsweise ändert sich dadurch allerdings nicht.

Beispiel:
- 30 ml Öl
- 1 g Bienenwachs
- 4 g Lanolin, Kakaobutter o. ä.

Ringelblumensalbe mit Schweineschmalz

Hierbei handelt es sich eigentlich um die althergebrachte Herstellungsweise mit frischen Blüten, Ringelblumenöl und Schweineschmalz. Diese Variante ist allerdings nicht bei allen Menschen beliebt, weil das Schmalz mitunter streng riecht und möglicherweise durch Rückstände von Tiermedikamenten belastet ist. Außerdem ist es nur begrenzt haltbar. Das Schmalz läßt sich aber ebenso gut durch Melkfett ersetzen, das zudem den Vorteil einer sehr langen Haltbarkeit hat.

Zutaten:

- 60 g Bienenwachs
- 90 g Schweineschmalz (oder Melkfett)
- ca. eine Handvoll Ringelblumenblüten
- 90 ml Mandelöl

Herstellung:

Bienenwachs und Schmalz in einem Topf bis zum Schmelzen erhitzen. Sodann die Blüten hinzugeben, umrühren und kurz aufkochen. Anschließend die Masse abseihen und soweit abkühlen lassen, daß sie sich noch gut umrühren läßt. Dann die beiden Öle hinzumischen und gut umrühren. Zum Schluß die Salbe abfüllen und kühl und dunkel aufbewahren.

<u>Ringelblumensalbe nach Kneipp</u>

Hier verwenden wir ebenfalls frische Blüten, und die Erwärmung findet nicht nur im Wasserbad, sondern auch im Backofen statt.

Zutaten:

- 100 g frische Ringelblumenblüten
- 75 ml Alkohol (90prozentig)
- 2,5 ml Ammoniak (10prozentig)
- 500 g fertige Wachssalbe

Herstellung:

Zunächst verschwenken Sie in einem Glas Alkohol und Ammoniak miteinander. Dann mischen Sie die Blüten dazu, verschließen das Glas und lassen es zwölf Stunden lang stehen. Der Alkohol zieht in die Blüten ein. Das Ergebnis ist eine feuchte, orangefarbene Masse. Schmelzen Sie die Wachssalbe im Wasserbad und mischen die Ringelblumenblüten-Masse ein. Rühren Sie gut um, und stellen Sie das Ganze bei 60 °C in den Backofen. Nach etwa sechs Stunden herausnehmen und abkühlen lassen.

Ringelblumensalbe mit Vaseline
Auch hier arbeiten wir wieder mit frischen Blüten. Als Fettbasis dient Vaseline. Diese einfache Salbe eignet sich in erster Linie zum Pflegen und Schützen der Haut, weniger als Heilsalbe – ausgenommen als Mittel gegen leichte Verbrennungen (Sonnenbrand).

Zutaten:

- ca. eine Handvoll frische Ringelblumenblüten
- 200 g Vaseline

Herstellung:
Die Vaseline in einen Topf o. ä. geben und schmelzen. Nun die Blüten dazumischen und die Masse unter gelegentlichem Rühren zum Kochen bringen. Alles etwa zehn Minuten weiterköcheln lassen Anschließend nochmals gut umrühren und durch ein Sieb seihen. Die Salbe in ein weitgehend lichtundurchlässiges Glas abfüllen und verschließen.

Die Ringelblumentinktur

Für die Herstellung von Ringelblumencremes sollte man auch das Rezept für die Herstellung von Ringelblumentinktur kennen. Se kann bei einigen Beschwerden (siehe »Medizinische Anwendungen«) auch pur verwendet werden.

Zutaten:

- 100 g frische Ringelblumenblüten
- 100 ml Alkohol (50–70 Prozent)

Herstellung:
Zerreiben Sie das Kraut fein, und gießen Sie den Alkohol darüber. Füllen Sie das Ganze dann in ein Gefäß, das Sie verschließen kön-

nen, und lassen Sie es 14 Tage verschlossen (lichtgeschützt) bei Zimmertemperatur ziehen. Während dieser Zeit müssen Sie das Gefäß mehrmals täglich schütteln. Am 15. Tag wird der Inhalt durch ein Tuch oder ein Sieb abgeseiht und mit einem Papierfilter klargefiltert. Bewahren Sie die Tinktur in dunklen Glasflaschen auf.

Sehr gut wirkt eine Trinkkur mit dem Tinktur-Aufguß. Dafür werden alle zwei Stunden (im akuten Fall) jeweils 15 Tropfen Tinktur auf drei Teile Wasser oder Ringelblumentee gegeben. Am zweiten Tag wird diese Schocktherapie auf täglich drei Dosen heruntergefahren. Die kann man so lange nehmen, wie das Beschwerdebild anhält.

Rezept für Ringelblumencremes

Die Zubereitung von Cremes ist etwas aufwendiger als die von Salben und erfordert ein bißchen Geduld. Das hängt damit zusammen, daß mehr Funktionsstoffe so zusammenwirken müssen, daß sich schließlich die gewünschte Beschaffenheit ergibt.

Zutaten:
- 30 ml Öl
- 10 g Konsistenzmittel (Bienenwachs)
- 12 g Tegomuls als Emulgator
- 10 Tropfen Teebaumöl
- 100 ml Wasser (bei Verwendung anderer, weicherer Konsistenzgeber, zum Beispiel Kakaobutter, ist weniger Wasser erforderlich)
- 50 Tropfen Ringelblumentinktur

Herstellung:
Mischen Sie zunächst Öl, Konsistenzmittel und Emulgator in einem Glas und erwärmen die Masse im Wasserbad. Das Wasser wird zusammen mit der Ringelblumentinktur in ein weiteres Glas gefüllt und ebenfalls im Wasserbad erwärmt. Die Mischung so lange erhitzen, bis sich Konsistenzmittel und Emulgator im Öl aufgelöst haben. Nor-

malerweise ist dann auch das Wasser heiß genug. Beides soll eine Temperatur von etwa 60 °C haben. Ein Thermometer wäre hier hilfreich. Entfernen Sie beide Gläser aus dem Wasserbad, und gießen Sie das Wasser unter ständigem Rühren nach und nach in die fettige Lösung. Rühren Sie so lange kräftig weiter, bis sich die Masse auf Handwärme abgekühlt hat und eine schöne cremige Konsistenz aufweist. Das kann unter Umständen bis zu einer Stunde dauern. Auf jeden Fall das Teebaumöl oder Grapefruitkernextrakt als Konservierungsmittel beigeben. Die Creme unmittelbar nach dem Abkühlen verschließen und möglichst im Kühlschrank aufbewahren.

Diese Prozedur entspricht im großen und ganzen dem Basisrezept für alle Cremes. Wenn Sie es wünschen, ersetzen Sie einfach die Ringelblumentinktur durch eine andere, oder Sie lassen die Tinktur ganz weg und fügen nach dem Rühren andere Wirkstoffe hinzu.

Aufbewahrt werden Cremes mit Ringelblume vorzugsweise in sauberen Dosen oder Töpfchen, in denen üblicherweise auch andere Cremes verwahrt werden. Behälter aus Metall sollten Sie allerdings vermeiden.

Ringelblumengel gegen Mückenstiche

Bei Mückenstichen sind Salben oder Cremes in der Regel nicht so gut geeignet. Ein Gel dagegen bewirkt neben der entzündungshemmenden und desinfizierenden Wirkung auch eine angenehme Kühlung.

Zutaten:
- 10 ml Ringelblumentinktur
- 50 Tropfen Teebaumöl
- 50 Tropfen Lavendelöl
- 20 Tropfen Thymianöl
- 50 ml Wasser
- 1 TL Gelbildner

Idealerweise fügen Sie noch folgende Ingredienzen hinzu, es funktioniert aber auch ohne sie:

- 20 Tropfen Zedernöl
- 20 Tropfen Wintergrünöl
- 5 ml Benzoetinktur

Herstellung:
Füllen Sie die Tinktur bzw. die Tinkturen in ein sehr kleines Gefäß, das sich gut verschließen läßt. Geben Sie die Öle hinzu, und verdünnen Sie die Lösung mit dem Wasser. Nachdem Sie den Gelbildner über die Flüssigkeit gestreut haben, verschließen Sie das Glas. Schütteln Sie etwa zehn Minuten lang das Glas – und zwar so kräftig Sie können. Prüfen Sie nun die Konsistenz des Gels. Erscheint Sie Ihnen zu flüssig, geben Sie noch etwas Gelbildner hinzu, macht sie einen zu festen Eindruck, ergänzen Sie noch etwas Wasser. Anschließend müssen Sie noch heftiger als zuvor schütteln, damit die Bindung gelingt.

Ringelblumenbäder – Entspannung für die Haut

Neben der lokal äußerlichen Anwendung eignet sich die Ringelblume auch hervorragend dazu, der gestreßten Haut rundherum etwas Gutes zu tun. Das geschieht vorzugsweise in Form von Badezusätzen, deren Rezeptur wir im folgenden verraten.

<u>Bad mit Ringelblume und Buttermilch (für eine schön weiche Haut)</u>

Zutaten:

- 1 Tasse Ringelblumentee
- 3 l Buttermilch

Herstellung und Anwendung:
Lassen Sie zunächst warmes Wasser in die Wanne einlaufen. Bevor Sie ins Bad steigen, schütten Sie die Buttermilch und den noch

heißen Tee ins Badewasser und rühren alles gut um – fertig. Ein Bad sollte nicht wärmer als 38 °C genommen werden und nicht länger als 15 bis 20 Minuten dauern. Hinterher nicht abrubbeln, sondern die Haut an der Luft trocknen lassen oder bestenfalls mit dem Handtuch zart abtupfen.

Bad mit Ringelblume und Melisse (zur Beruhigung der Haut)

Zutaten:
- eine Handvoll Ringelblumenblüten
- eine Handvoll Melisseblätter

Herstellung und Anwendung:
Als erstes füllen Sie die Blüten bzw. Blätter getrennt voneinander in zwei kleine Leinensäckchen und binden diese gut zu. Legen Sie die Beutel in die noch trockene Badewanne. Erst dann lassen Sie Ihr Badewasser einlaufen. Unmittelbar bevor Sie ins Wasser steigen, werden die Säckchen entfernt und gut ausgedrückt. Ein Bad sollte nicht wärmer als 38 °C genommen werden und nicht länger als 15 bis 20 Minuten dauern. Anschließend mit dem Badetuch nicht abrubbeln, sondern entweder die Haut an der Luft trocknen lassen oder höchstens zart abtupfen.

Ringelblumenbad mit Rosmarin (wirkt anregend auf Haut und Muskulatur)

Zutaten:
- eine Handvoll Ringelblumenblüten
- eine Handvoll Rosmarin

Herstellung und Anwendung:
Zunächst füllen Sie die Kräuter getrennt voneinander in zwei kleine Leinensäckchen und binden gut zu. Legen Sie die Beutel in die noch trockene Badewanne. Nun erst lassen Sie Ihr Badewasser einlaufen. Unmittelbar bevor Sie ins Wasser steigen, nehmen Sie die Säckchen heraus und drücken sie kräftig aus. Ein Bad sollte nicht

wärmer als 38 °C genommen werden und nicht länger als 15 bis 20 Minuten dauern. Hinterher nicht abrubbeln, sondern die Haut an der Luft trocknen lassen oder bestenfalls mit dem Handtuch zart abtupfen.

Teilbad mit Ringelblume und Seife (gegen Nagelbettentzündungen)

Zutaten:

- 1 EL Schmierseife
- 250 ml Wasser
- 2 gehäufte TL Ringelblumenblüten

Herstellung und Anwendung:
Die Seife wird zunächst im warmen Wasser vollständig aufgelöst. Dann geben Sie die Ringelblumenblüten hinzu und kochen die Lösung drei bis fünf Minuten lang. Nach dem Abseihen lassen Sie das Bad gegebenenfalls abkühlen, bis die Temperatur für den entzündeten Finger gerade noch auszuhalten ist. Das Bad soll etwa zehn Minuten dauern.

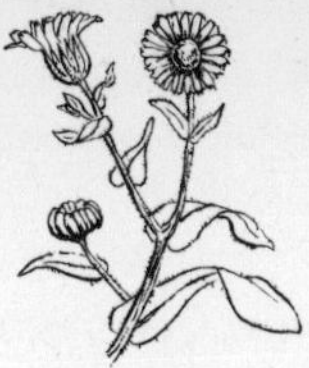

Kräuterkosmetik selbstgemacht

Die Ringelblume hat ihren festen Platz in der Schönheitspflege. Aufgrund ihrer vielschichtigen Wirkungsweise ist sie aus der Naturkosmetik nicht wegzudenken, nimmt sogar eine Sonderstellung ein. Denn Calendula ist wohltuend für jeden Hauttyp, egal ob dieser fettig, trocken, normal oder gemischt ist. Die Ringelblume wirkt entzündungshemmend und beruhigend und erhält die Haut jung, da sie die Neubildung von Hautzellen fördert. Außerdem wird die Haut durch ihre Anwendung weich und geschmeidig, die Wundheilung und Durchblutung wird gefördert und eine neue Spannung der Hautstruktur wird erzielt.

Calendula hat also ein großes Wirkungsfeld und trotzdem: sie ist kein Allheilmittel. Eine gesunde und schöne Haut hängt grundsätzlich von der Lebensweise des Menschen ab, ist diese sehr ungesund, nützen alle Pflegetips nicht viel.

Das beste Rezept für eine gesunde Haut beginnt mit einer entsprechenden Lebensführung:

- Gesunde Ernährung führt der Haut von innen die notwendigen Bausteine für ihren Erhalt zu.
- Viel Bewegung fördert und erhält die Durchblutung.
- Frische Luft erhöht die Sauerstoffzufuhr und dient der Entschlackung.
- Genügend Schlaf gewährleistet die nötige Regenerationsphase für den gesamten Organismus und somit auch für die Haut. Der sprichwörtliche Schönheitsschlaf erlaubt den Hautzellen, die innere Säuberung vollständig durchzuführen.

Doch trotz gesunder Lebensführung ist die Haut beständig der Witterung und den Umwelteinflüssen ausgesetzt. Kaum ein Teil des menschlichen Körpers wird so beansprucht wie die Gesichtshaut. Ungeschützt ist das Gesicht im Sommer und Winter der Luftverschmutzung und Witterung ausgeliefert. Hinzu kommt, daß Make-up und ein hektischer Alltag die Gesichtshaut zusätzlich belasten. Diese Faktoren lassen sich nicht immer vermeiden, und deshalb ist eine gründliche Pflege unserer Haut sehr wichtig. Wir stellen Ihnen in diesem Kapitel Pflegeprodukte vor, die Calendula enthalten und selbst hergestellt werden können. Sie werden die erfolgreiche Wirkung der Ringelblume bereits nach kurzer Zeit an Ihrer Haut ablesen können. Wer keine Zeit oder Lust hat, sich Kosmetik selbst zu machen, wird in der Apotheke oder in Reformhäusern besonders unter den Pflegeprodukten der Firma Weleda fündig, die sehr viel mit der Ringelblume arbeitet.

Welchen Hauttyp haben Sie?

Zunächst ist es jedoch wichtig, daß Sie feststellen, welchen Hauttyp Sie zur Zeit haben. Denn kein Mensch hat unabänderlich von der Geburt bis zum Tod einen bestimmten Hauttyp. Die Haut, das größte Organ des Menschen, verändert sich ständig mit den Lebensumständen. Nicht nur in Jugend und Alter haben wir eine verschiedene Hautstruktur, sondern möglicherweise auch während verschiedener Jahreszeiten.

Überprüfen Sie am besten vor jeder Anwendung von Calendula, ob Ihr Hauttyp noch stimmt.

Viele Faktoren beeinflussen den Zustand der Haut, dazu gehören unter anderem Eßverhalten, Schlafmenge, Krankheiten, Gemütszustände und körperliche Bewegung.
Grundsätzlich wird zwischen normaler Haut, trockener Haut, Mischhaut und fettiger bis unreiner Haut unterschieden. Prüfen Sie zunächst anhand der folgenden Checkliste, welchen Hauttyp Sie

haben. Außerdem erfahren Sie hier allgemein die richtigen Pflegetips.

Checkliste: Was für einen Hauttyp haben Sie? Allgemeine Pflegetips

Hauttyp	Beschreibung	Pflegetips
Normale Haut	• Einheitliche Erscheinung, weder trockene noch fettige Stellen • Feinporig, weich, gut durchblutet • Keine Mitesser • Keine erweiterten Poren • Bis zum Alter von 30: straff, leicht rosa gefärbte Wangen • Nach dem 30. Lebensjahr: natürliche leichte Lockerung der Hautoberfläche durch Abbau des unteren Fettgewebes, leichte Trockenheit in diesem Lebensabschnitt ist normal	• *Morgens und abends*: Reinigungsmilch und/oder Gesichtswasser (besonders bei Verwendung von Make-up) • *Am Tag*: Feuchtigkeitscreme, ohne großen Fettanteil • *Nachts*: dieselbe Feuchtigkeitscreme wie tagsüber. Ist das Gesicht durch Witterungseinflüsse wie Hitze, Kälte oder Großstadtluft besonders strapaziert, kann nachts auch eine fetthaltigere Creme verwandt werden • Alle ein bis zwei Wochen tut eine Packung oder ein Kräuterdampfbad der Haut gut

Hauttyp	Beschreibung	Pflegetips
Trockene Haut	• Oberfläche spannt (Ziehen oder Brennen der Haut) und ist leicht rauh • Zeitweilige Schüppchenbildung auf der Gesichtshaut • Entzündliche Stellen • Rötungen, besonders bei Witterungswechsel • Geplatzte Äderchen, vorzugsweise auf den Wangen und an den Nasenflügeln • Neigung zur rasch fortschreitenden feinen Faltenbildung kombiniert mit einer stetigen Pergamentisierung der Hautoberfläche • Vor dem 20. Lebensjahr ist das Erscheinungsbild der Gesichtshaut feinporig, glatt, rein und zart; wie ein »Porzellangesicht« • Ab dem 20. Lebensjahr tritt die Veranlagung zur trockenen Haut in Erscheinung • Nicht mit Wasser	• *Morgens und abends*: Gründliche Reinigung, auch vom Make-up, mit milder Reinigungsmilch. Nachreinigung und Beruhigung durch mildes Gesichtswasser • *Am Tag*: Feuchtigkeitscreme, bei Kälte kann auch eine ölhaltigere Creme benutzt werden • *Nachts*: Nach der Reinigung um die Augen, dort ist die Faltenbildung am stärksten, Hanföl auftragen. Nach einer Viertelstunde Einwirkzeit den Rest des Öls mit Kosmetiktüchern vorsichtig abtupfen • Für die Nacht empfiehlt sich eine ölhaltige Nachtcreme • Wöchentliche oder tägliche Gesichtsbäder mit frischer Sahne oder Milch

Hauttyp	Beschreibung	Pflegetips
	und Seife waschen! Auch nicht mit neutralen oder Babyseifen	
Mischhaut	• Fettige Stellen meist an Kinn, Nase oder Stirn, hier häufig Pickel oder Mitesser • Die Augenpartie ist oft trocken bis schuppig und neigt zur Fältchenbildung • Durch Trockenheit geplatzte kleine Äderchen auf den Wangen, parallel zu Hautunreinheiten auf anderen Gesichtspartien • Andere Gesichtspartien wirken im Vergleich trockener, weisen aber weder Schuppung noch Rötungen auf. Hier handelt es sich um Hautfelder normaler Struktur	• *Morgens und abends*: Reinigung des Gesichts mit einer milden Reinigungsmilch • *Am Tag*: Nach der Reinigung empfiehlt sich ein Gesichtswasser, welches das Austrocknen verhindert und zugleich antiseptisch für die fettigen Stellen wirkt (Kamillentee oder Hamameliswasser); ratsam sind zwei Cremes, eine für fettige und eine für trockene Haut, damit die jeweiligen Gesichtsfelder getrennt behandelt werden • *Nachts*: Auch hier sind zwei verschiedene Cremes angebracht. Die Hautfelder gesondert behandeln

Hauttyp	Beschreibung	Pflegetips
Fettige bis unreine Haut	• Die Haut ist dick und schlecht durchblutet, um die Augen herum ist sie oft zart und dünner • Erweiterte und verstopfte Poren, besonders in den fettreichen Regionen des Gesichts (Kinn, Wangen, Nase, Stirn) • Mitesser und Pickel, besonders auf und um die Nase herum • Die verstopften Poren können in extremen Fällen zu Akne und Ekzemen führen • Fette Haut kann mit Wasser und Seife gereinigt werden	• *Morgens und abends*: Ölhaltige Reinigungsmilch, Nachreinigung mit Gesichtswasser (mit Alkohol oder Zitrone), Kampfer und Hamamelis wirken entzündungshemmend und porenverengend, Gesichtspflege mit einer weichen Bürste (reguliert Talgdrüsenproduktion) • *Am Tag*: Feuchtigkeitsmilch sparsam auftragen, so lernt die Haut, sich zu regulieren • *Nachts*: gründliche Reinigung, dann dieselbe Feuchtigkeitscreme wie tagsüber anwenden, in jeder zweiten Nacht keine Creme nehmen, wöchentliche Gesichtsdampfbäder und desinfizierende Packungen

Rezepte für verschiedene Hauttypen

Für die eigene Herstellung von Kosmetikprodukten und Salben mit Calendula ist es sinnvoll, einige Zutaten im Haus haben. Dazu zählen Ringelblumentinktur und Ringelblumenöl. Diese Mittel können in der Apotheke gekauft oder selbst hergestellt werden (Rezepte siehe unter »Verwendung der Ringelblume«). Sie sind Bestandteil vieler Kräuterkosmetik-Rezepte, es lohnt sich also, sie vorzubereiten und zu lagern. Dabei werden Tinktur und Öl in lichtundurchlässigen Fläschchen aufbewahrt. Für eine richtige Dosierung ist es von Vorteil, wenn die Fläschchen einen Tröpfchenzählaufsatz haben.

Reinigungsmilch

Reinigungsmilch wird zur täglichen Säuberung auf Hals und Gesicht aufgetragen. Für die Entfernung von Make-up ist sie ebenfalls geeignet. Falls Sie einmal für einen besonderen Anlaß Ihr Dekolleté pudern oder mit Make-up versehen, sollte die Reinigungsmilch auch dort angewandt werden.

- Mit leichten kreisenden Bewegungen von unten nach oben auftragen.
- Mit reichlich lauwarmem Wasser abspülen.
- Danach möglichst ein Gesichtswasser anwenden.

Die Ringelblume unterstützt die reinigende Kraft jeder Reinigungsmilch. Denn Calendula wirkt antibakteriell und hemmt Entzündungen der Haut. Diese Eigenschaften helfen jedem Hauttyp, gegen unerwünschte Eindringlinge vorzugehen und die Haut sauberzuhalten. Wir haben im folgenden für jeden Hauttyp einige Reinigungsmilch-Rezepte zusammengestellt.

Für normale Haut

Zutaten:

- 30 g Ringelblumenöl
- 30 g destilliertes Wasser
- 15 g Walrat
- 7, 5 g Kakaobutter

Herstellung:

Wasserbad: Reichlich Wasser in einem Topf erwärmen. Die Temperatur sollte nicht höher als 70 °C bis 80 °C sein. Auf das erwärmte Wasser wird ein hoher Plastiktopf gesetzt. Das Ringelblumenöl wird in den Plastiktopf gegossen, Walrat und die Kakaobutter hinzugefügt. Durch die Wärme und das Rühren mit einem kleinen Holzlöffel verschmelzen die Substanzen zu einer Fettflüssigkeit. Jetzt wird das destillierte Wasser in einem anderen kleinen Topf auf die gleiche Temperatur erwärmt. Das Wasser wird nun langsam unter ständigem Rühren mit dem Mixer dem Fett zugefügt. Ist das Wasser vollständig eingerührt, wird die Reinigungsmilch bis zum Erkalten weiter gerührt. Manche mögen die Reinigungsmilch dickflüssig, manche etwas dünnflüssiger. Die Konsistenz können Sie mit der Wassermenge selbst regulieren.

Für trockene Haut

Zutaten:

- 10 g Lanolin
- 3 ml Wollwachsalkohol
- 30 ml Vaselinöl
- 1 TL Tween 80 (ölige Flüssigkeit, gibt es in der Apotheke)
- 60 ml Wasser
- 20 ml Ringelblumentinktur

Herstellung:

Wasserbad: Reichlich Wasser in einem Topf erwärmen. Die Temperatur sollte 70 °C bis 80 °C nicht übersteigen. Auf das erwärmte

Wasser wird ein hoher Plastiktopf gesetzt. Lanolin, Wollwachsalkohol, Vaselinöl und Tween 80 werden in den Plastiktopf gegossen und erhitzt. Durch die Wärme und das Rühren mit einem kleinen Holzlöffel verschmelzen die Substanzen zu einer Fettflüssigkeit. Gleichzeitig wird das destillierte Wasser in einem anderen kleinen Topf auf die gleiche Temperatur erwärmt. Das Wasser wird nun langsam unter ständigem Rühren mit dem Mixer dem geschmolzenen Fett zugefügt. Ist das Wasser vollständig eingerührt, wird die Ringelblumentinktur hinzugegeben, anschließend die Reinigungsmilch bis zum Erkalten weiter gerührt. Die Konsistenz der Reinigungsmilch – dick- oder dünnflüsig – kann mit der zugefügten Wassermenge selbst reguliert werden.

Für Mischhaut

Für die problematische Mischhaut gibt es zwei Reinigungsmöglichkeiten: Hier helfen sowohl die Reinigungsmilch für normale Haut als auch die folgende Rezeptur. Probieren Sie einfach beide aus.

Zutaten:

- 60 g destilliertes Wasser
- 30 g Hanföl
- 10 g Stearinsäure
- 5 g Cetylalkohol
- 3 g Triäthanolamin
- 2 g Walrat
- 1 g Bienenwachs
- 30 Tropfen Ringelblumentinktur

Herstellung:

Wasserbad: Reichlich Wasser in einem Topf erwärmen. Die Temperatur sollte nicht höher als 70 °C bis 80 °C sein. Auf das erwärmte Wasser wird ein hoher Plastiktopf gesetzt. Das Hanföl wird in den Plastiktopf gegossen, Walrat, Bienenwachs, Stearinsäure und Cetylalkohol hinzugefügt. Durch die Wärme und das Rühren mit einem kleinen Holzlöffel verschmelzen die Substanzen zu einer Fettflüssigkeit. Jetzt wird das destillierte Wasser mit dem Triäthanolamin in einem anderen kleinen Topf kalt vermischt. Das Wasser wird nun langsam unter ständigem Rühren mit dem kleinen Holzlöffel der Fettmischung zugefügt. Vor jeder neuen Wasserzugabe muß das Gemisch vollständig glatt gerührt sein. Zum Schluß wird die Ringelblumentinktur der Reinigungsmilch beigemischt und verrührt. Ob die Reinigungsmilch dickflüssig oder eher etwas dünnflüssiger sein soll, kann mit der zugefügten Wassermenge reguliert werden.

Für fettige Haut

Zutaten:

- 5 g weißes Wachs
- 30 ml Vaselinöl
- 3 g Wollwachsalkohol
- 30 ml Ringelblumentinktur

Herstellung:

Wasserbad: Reichlich Wasser in einem Topf erwärmen. Die Temperatur sollte 60 °C nicht übersteigen. Auf das erwärmte Wasser wird ein hoher Plastiktopf gesetzt. Das Hanföl wird in den Plastiktopf gegossen, Wachs, Vaselinöl und Wollwachsalkohol hinzugefügt. Durch die Wärme und das Rühren mit einem kleinen Holzlöffel verschmelzen die Substanzen zu einer Fettflüssigkeit. Jetzt wird die Ringelblumentinktur der Fettmischung zugegeben. So lange rühren, bis die Creme kalt und fest ist, und sie dann in kleine Töpfchen füllen.

Gesichtswasser

Ein Gesichtswasser dient einerseits der porentiefen Nachreinigung und andererseits der Beruhigung der Gesichtshaut. Durch das Gesichtswasser wird die Haut zugleich aufnahmefähig für die anschließende Creme gemacht. Auch wenn es bislang vielleicht nicht zu Ihren Pflegeprodukten gehörte, sollte auf ein nachreinigendes Gesichtswasser möglichst nicht verzichtet werden.

- Das Gesichtswasser wird auf einen Wattebausch aufgetragen. Der Wattebausch sollte gut durchnäßt, aber nicht tropfend sein.
- Das Gesicht mit kreisenden Bewegungen von unten nach oben abreiben. Den Hals nicht vergessen!

Ein Gesichtswasser aus Ringelblumen (siehe folgende Rezepte) sollte bei jedem Hauttyp zur Ausstattung dazugehören. Es belebt die Haut und kann sowohl für eine Grundreinigung der Haut als auch zum Abschminken verwendet werden.

Für normale Haut/Mischhaut/trockene Haut

Zutaten:

- 50 ml Rosenwasser
- 50 ml Orangenwasser
- 30 ml Ringelblumentinktur

Herstellung und Anwendung:

Alle Zutaten werden in einem Gefäß miteinander vermischt und anschließend in eine Glasflasche gefüllt.

Die Haut sollte mindestens einmal am Tag gereinigt werden, Männer können dieses Gesichtswasser auch als Rasierwasser benutzen.

Für fettige Haut

Zutaten:

- 5 g getrocknete Ringelblumenblüten
- 5 g getrockneter Rosmarin
- 5 g getrocknete Kamille
- 5 g getrocknete Pfefferminze
- 5 g getrocknetes Zinnkraut
- 70 ml reinen Alkohol
- destilliertes Wasser

Herstellung:

Die Kräuter in einer Glasschüssel trocken vermischen. Den Alkohol hinzufügen und mit destilliertem Wasser aufgießen, bis alle Kräuter feucht durchtränkt sind. Mit Alufolie oder einem Leintuch wird die Schüssel abgedeckt. Den Kräuteransatz zwei oder drei Tage im Kühlschrank ziehen lassen. Dann nachschauen, da die Kräuter vermutlich die gesamte Flüssigkeit aufgesogen haben. Etwas destilliertes Wasser nachgießen, bis wieder alles gut feucht ist. Am achten Tag nach dem Ansetzen wird die Kräuterflüssigkeit durch ein sauberes Leintuch gepreßt. Anschließend wird sie durch einen Papierfilter (Kaffeefilter) gegeben und zum Schluß in eine Glasflasche gefüllt.

Dampfbäder

Dampfbäder sind als Generalreinigung für jede Haut geeignet. Denn trotz der täglichen Gesichtsreinigung können Rückstände von Staub, Ruß, Abgasen und abgestorbene Hautzellen in den Poren zurückbleiben. Außerdem regt ein Dampfbad die Durchblutung der Haut an. Mit Hilfe bestimmter Kräuter können darüber hinaus über die Dämpfe hautmedizinische Wirkungen erzielt werden.

So wird richtig gedampft:

- Ein Gesichtsdampfbad können Sie wöchentlich oder alle 14 Tage machen.
- Für das Dampfbad wird eine Handvoll der entsprechenden Kräuter (ungefähr fünf bis sieben Gramm) in eine größere Schüssel gegeben und mit einem Liter heißen Wassers überbrüht.
- Beugen Sie sich mit dem Gesicht über die Schüssel, und breiten Sie ein großes Handtuch so über den Kopf, daß auch die Schüssel wie in einem Zelt darunter verschwindet.
- Atmen Sie durch die Nase ein und durch den Mund wieder aus.
- Durch das Schwitzen treten aus der Gesichtshaut alle verschmutzenden Rückstände heraus.
- Waschen Sie nach dem Dampfbad Ihr Gesicht mit lauwarmem Wasser ab.
- Nach einem Dampfbad ist die Haut besonders aufnahmefähig, ideal für eine anschließende Maske oder Packung. Mehr dazu finden Sie im nächsten Abschnitt.

Dampfbäder sind für jeden Hauttyp geeignet. Für das jeweilige Hautbild sollten jedoch die entsprechenden Kräuter aufgegossen werden, damit die Wirkung des Dampfbades gezielt eingesetzt wird. Wir haben für jeden Hauttyp einige Kräuter zusammengestellt, so daß Sie bei der Wahl Ihres Dampfbades variieren können. Ringelblumen helfen hier vor allem bei entzündlicher Haut mit zahlreichen Mitessern. Zur Tiefenreinigung kann Calendula aber bei jedem Hauttyp angewendet werden.

Normale Haut

- Zeitspanne für ein Dampfbad: fünf Minuten
- Temperatur: heiß

Empfehlenswerte Kräuter:
- Kamille
- Lindenblüten
- Ringelblumenblüten

Trockene Haut

- Zeitspanne für ein Dampfbad: zwei bis drei Minuten
- Temperatur: warm

Empfehlenswerte Kräuter:
- Fenchel
- Kamille
- Lindenblüten
- Ringelblumenblüten
- Weißdorn

Fettige Haut

- Zeitspanne für ein Dampfbad: zehn Minuten
- Temperatur: heiß

Empfehlenswerte Kräuter:

- Arnikablüten
- Ringelblumenblüten
- Hamamelis
- Huflattich
- Pfefferminze
- Salbei
- Zinnkraut

Mischhaut

- Zeitspanne für ein Dampfbad: drei bis fünf Minuten
- Temperatur: warm

Empfehlenswerte Kräuter:

- Hamamelis
- Kamille
- Lindenblüten
- Ringelblumenblüten

Masken und Packungen

Masken und Packungen sind ein wichtiger Bestandteil in jedem Schönheitsprogramm. Sie gehören zu den ältesten Formen der Schönheitsbehandlung, die wir kennen. Ihr Wirkungsfeld ist groß, sie helfen bei trockener, entzündlicher, fettiger und pickeliger Haut. Einige Masken können gezielt bei einer von Akne geplagten Haut angewendet werden, die besten Rezepte stellen wir Ihnen am Schluß dieses Kapitels vor.
Bei Masken und Packungen spielt darüber hinaus der Verwöhnaspekt eine wichtige Rolle, denn niemand legt sie quasi im Vorbeigehen auf. Dafür nimmt man sich etwas Zeit: die Haut muß vor- und nachbehandelt werden, und jede Maske oder Packung erzielt eine optimale Wirkung, wenn sie selber hergestellt wurde.

Nehmen Sie sich jede Woche oder alle 14 Tage gezielt einige Stunden (mindestens zwei) Zeit für sich und Ihre Kosmetik. Reinigen Sie Ihre Haut mit Gesichtswasser, -cremes und Dampfbad, tragen Sie anschließend eine Maske auf und nehmen Sie eine Gesichtspackung. Machen Sie alles ganz in Ruhe, trinken Sie währenddessen einen Kräutertee, und entspannen Sie sich.

Eine umfassende Kräuterkosmetik-Behandlung ist um so erfolgreicher, je entspannter die Anwendung erfolgt. Denn ein von Streß verzerrtes, überarbeitetes Gesicht kann noch so gut gepflegt werden, manchmal braucht es vor allem Entspannung. Gönnen Sie sich diese Stunden für sich, und pflegen Sie während dieser Zeit Ihre Haut. Lassen Sie Ihre Seele ein wenig baumeln, und Sie werden sehen, daß Ihre kosmetischen Anwendungen viel mehr Erfolg zeigen. Denn Ihre Haut strahlt dann auch von innen heraus.

<u>Vorbereitung für eine Maske oder eine Packung</u>

Bereiten Sie in Ruhe alles vor, so daß Sie während der Anwendung nichts hektisch suchen müssen und sich von Anfang an entspannen können. Gönnen Sie sich eine Pause, bedecken Sie die Augen mit Kompressen (wir empfehlen hier Kamilletee-Beutel: kurz in heißes Wasser tauchen und ausdrücken), und atmen Sie tief durch.

- Reinigen Sie gründlich Ihre Haut (mit Reinigungscreme, -wasser und/oder Dampfbad).
- Legen Sie eine Spachtel oder einen Pinsel zum Auftragen bereit.
- Sie brauchen warme Kamillentee-Beutel für die Augen;
- ein Handtuch, um die Haar zurückzuhalten;
- eine Schüssel mit warmem Wasser, eventuell mit Kamillenzusatz;
- ein Tuch zum Abwaschen der Maske oder Packung.

<u>Auftragen einer Maske oder Packung</u>

Kosmetiker/innen wissen genau, wie sie eine Maske bzw. eine Packung richtig auftragen. Was einem Laie manchmal willkürlich vorkommt, hat tatsächlich Schema – aber die Handgriffe sind schnell gelernt. Spätestens nach der dritten Maske beherrschen Sie die korrekte Reihenfolge fast wie Schlaf.

- Die Augenpartie und die Augenbrauen werden bei der Anwendung immer ausgespart.
- Die Mischung wird zuerst am Kinn aufgetragen, über die Unterkieferknochen und die Wangen (ohne Wangenknochen) bis zur Stirn hinauf.
- Von der Stirn aus wird der Nasenrücken bedeckt, dann die Nasenseiten und im Anschluß die Wangenknochen.
- Das Auftragen am Hals beginnt ebenfalls von unten nach oben.
- Die Mischung sollte am Hals oberhalb der Schilddrüse begonnen werden. Die Schilddrüse sollte nicht mit einbezogen werden.
- Am besten legt man sich während der Einwirkzeit hin und lagert die Beine etwas höher.
- Ruhe und Entspannung während der Einwirkzeit gewährleistet eine echte Pause vom Alltag. Eine Maske oder Packung sollte, je nach Zusammensetzung, zwischen 15 und 30 Minuten einwirken.
- Anschließend wird die Mischung mit warmen Wasser oder Kamillenwasser abgelöst. Es sollte vorsichtig vorgegangen werden. Nicht reiben! Die Maske oder Packung wird eher abgewaschen als abgewischt.
- Danach mit viel lauwarmem fließenden Wasser nachspülen. Bei normaler und fettiger Haut kann zum Schluß auch mit kaltem Wasser nachgespült werden (entsprechend auch bei normaler/fettiger Mischhaut).
- Es folgt eine Nachreinigung mit einem Gesichtswasser und dann kann, je nach Hauttyp, eine Feuchtigkeits- oder eine Fettcreme aufgetragen werden.

Es gibt viele verschiedene Arten von Masken, einige wirken wiederbelebend, andere reinigend, heilend oder nährend, manche fördern die Durchblutung oder helfen bei der Beseitigung von Falten. Wir haben hier einige Masken- bzw. Packungen-Rezepte zusammengestellt, aufgeteilt in den jeweiligen Hauttyp.

<u>Normale Haut</u>

Auch eine normale Haut braucht gelegentlich eine gründliche Reinigung und Pflege. Das hilft der Haut, sich zu regenerieren und den natürlichen Schutzmantel zu stabilisieren. Wir haben hier zwei Masken für die normale Haut vorgestellt, doch bei diesem Hauttyp können Sie eigentlich nichts wirklich falsch machen. Ihre Haut verträgt auch eine Maske für trockene oder fettige Haut. Probieren Sie einfach mal aus, wie Ihre Haut darauf reagiert.

Hafer-Milch-Calendula-Maske

Zutaten:
- 1 EL feingemahlenes Hafermehl
- 1 EL Frischmilch oder Joghurt
- 10 Tropfen Ringelblumenöl

Herstellung und Anwendung:
Vermischen Sie das Hafermehl je nach Wunsch mit Milch oder Joghurt. Geben Sie anschließend das Ringelblumenöl hinzu. Wenn die Packung erfrischen soll, dann verwenden Sie kalte Milch bzw. kalten Joghurt. Wenn Sie eine beruhigende Wirkung wünschen, dann erwärmen Sie Milch bzw. Joghurt, so daß Sie eine warme Maske auf die Haut auftragen.

Buttermilch-Reinigungsmaske

Zutaten:
- 1 Tasse Buttermilch
- 3 EL Ringelblumenblüten

Herstellung und Anwendung:
Geben Sie Buttermilch und Ringelblumenblüten zusammen in einen Topf, und lassen Sie das Ganze etwa eine halbe Stunde bei 100 °C aufkochen. Nehmen Sie den Topf anschließend vom Herd, lassen Sie die Mischung abkühlen, und tragen Sie sie in lauwarmer Form auf Ihr Gesicht auf.
Diese Gesichtsmaske hat eine besonders reinigende Wirkung. Sie kann bei jedem Hauttyp angewendet werden, und zwar mindestens zweimal pro Woche.

Trockene Haut

Bei trockener Haut helfen Milch, Sahne und Öl sehr gut. Werden diese in reiner Form oder zusammen mit reichhaltigen Früchten auf die Haut aufgetragen, so wird aus einer trockenen und schuppigen Haut schnell eine weiche und gut durchfeuchtete Haut.

Avocado-Sahne-Maske mit Ringelblume

Zutaten:

- 1 Avocado
- 3 EL frische Sahne
- 20 ml Ringelblumentinktur

Herstellung und Anwendung:

Die Avocado wird geschält und entkernt. Das Fruchtfleisch wird mit einem Pürierstab zerkleinert und dann mit der Sahne und der Tinktur vermischt. Die Sahne sollte lauwarm sein. Will man einen zusätzlichen erfrischenden Effekt erreichen, kann die Sahne auch kalt sein. Anschließend die Paste gut durchrühren.

Die Maske wird gleichmäßig auf dem Gesicht verteilt. Die Einwirkungszeit beträgt etwa 30 Minuten.

Auch die normale Haut verträgt diese etwas fettreichere Packung. Bei besonderen Beanspruchungen der Haut, wie beispielsweise Kälte, bringt diese Maske die Haut schnell in ihr Gleichgewicht zurück.

Ringelblumenöl-Maske

Zutaten:

- reines frisches Ringelblumenöl

Herstellung und Anwendung:

Das Ringelblumenöl wird leicht angewärmt (lauwarm). Im Anschluß werden Wattebäusche damit getränkt und auf das Gesicht gelegt.

Die reine Ringelblumenöl-Packung kann bis zu einer halben Stunde aufliegen. Nach dem Abnehmen der Watte wird das Gesicht mit Kosmetiktüchern abgetupft, um das überschüssige Öl zu entfernen.

Eine einfache und effektvolle Erholungs- und Entspannungskur für strapazierte trockene Haut. Auch durch Witterungseinflüsse spröde gewordene normale Haut verträgt hin und wieder diese reine Ringelblumenöl-Packung.
Für die trockenen Stellen der trockenen/fettigen Mischhaut ist diese Ölmaske ebenfalls geeignet.

Fettige Haut

Bei fettiger Haut gehören Masken ins Programm, die entfettend und tiefenreinigend wirken. Zitronen und Gurken sind hier echte »Fettknacker«, die das überflüssige Fett aus der Epidermis herausziehen. Damit die Haut jedoch nicht alle Nährstoffe verliert, sollte die Maske Ei enthalten, denn Ei ist ein wichtiger Nährstoffgeber.

Zitronen-Ei-Maske mit Ringelblumentinktur

Zutaten:

- 1 ausgepreßte Zitrone
- 1 Eidotter
- 10 Tropfen Ringelblumentinktur

Herstellung und Anwendung:

Pressen Sie eine Zitrone in ein Gefäß, und geben Sie ein Eidotter hinzu. Verrühren Sie das Ganze, und lassen Sie es etwa eine halbe Stunde stehen, so daß die Wirkstoffe der Zitrone in das Dotter eindringen können. Fügen Sie anschließend die Ringelblumentinktur hinzu, und mischen Sie alles noch einmal kräftig durch. Tragen Sie dann die Maske gleichmäßig auf das Gesicht auf, und lassen Sie sie etwa 20 Minuten einwirken.

Gurken-Eiweiß-Maske mit Ringelblüten

Zutaten:

- 1/4 Salatgurke
- 2 Handvoll Ringelblüten
- 1 Eiweiß

Herstellung und Anwendung:
Zerkleinern Sie Gurke und Ringelblüten mit dem Pürierstab zu einer feinen Masse. Mischen Sie dann das Eiweiß darunter, und schlagen Sie mit einem Mixer so lange, bis das Eiweiß schaumig bis steif ist. Diese Maske kann gut 20 Minuten aufliegen. Sie wirkt durchblutend, reinigt und strafft.
Für unreine und fettige Haut ist diese Maske bestens geeignet.
Die fettigen Stellen der Mischhaut können mit dieser Maske auf den Weg der Normalisierung gebracht werden.

Mischhaut

Eine Mischhaut weist immer sowohl fettige als auch trockene Stellen auf. Hier können abwechselnd auch Masken für die fettige und trockene Haut angewendet werden. Außerdem haben wir für die Mischhaut noch eine spezielle Maske ausprobiert, mit der gute Ergebnisse erzielt wurden.

Quark-Honig-Maske mit Ringelblumentinktur

Zutaten:
- 250 g Sahnequark
- 1 EL bis 2 EL Calendulahonig
- 20 Tropfen Ringelblumentinktur

Herstellung und Anwendung:
Quirlen Sie den Quark so lange durch, bis er eine cremige Konsistenz hat. Rühren Sie dann den Calendulahonig darunter, so daß dieser gut vermischt ist. In diesen Honigquarkbrei wird zum Schluß die Ringelblumentinktur geträufelt. Verteilen Sie die Paste gleichmäßig auf Ihr Gesicht, die Einwirkzeit beträgt 15 Minuten. Diese regulierende Packung ist ausgesprochen wirksam für Mischhaut. Wer mag, kann den Brei auch erwärmen, auf den Herd sollte das Ganze allerdings ohne die Ringelblumentinktur. Diese wird immer erst kurz vor der Anwendung hinzugegeben. Bei normaler/fettiger Mischhaut kann die Temperatur des Breies höher sein als bei trockener/fettiger Mischhaut.

Wenn eine fettige Haut auf dem Wege der Besserung ist, also schon rein und nicht mehr extrem talgig ist, kann diese Packung auch hin und wieder verwendet werden.

Tips zur Nachbehandlung von Akne

Besonders Jugendliche in der Pubertät kennen das Problem der unreinen Haut, aber auch Erwachsene können darunter leiden. Hier kann sich derjenige glücklich schätzen, bei dem die Pickel nur vereinzelt sprießen. Richtig schlimm wird es, wenn es zu einem ständigen eitrigen Hautausschlag kommt.
Akne ist eine Hautkrankheit, die bei falscher Behandlung leider oft Spuren hinterläßt. Unschöne Narben, vor allem im Gesicht, erinnern noch Jahre später daran. Deshalb ist eine ärztliche Behandlung von schwerer Akne unerläßlich. Darüber hinaus kann jeder Betroffene selbst eine Menge zur Heilung seiner Akne beitragen. Denn jeder ausgedrückte Pickel hinterläßt häßliche kleine Narben, doch Aknenarben müssen nicht sein. Wer damit nicht im stillen Kämmerlein »herumdoktert«, sondern mit einer gezielten Therapie aktiv wird, hat gute Chancen, diese Narben nie zu bekommen.
Wir geben Ihnen hier Ernährungs- und Pflegetips, die zusammen mit der vom Arzt verordneten Therapie eine dauerhafte Schädigung der Haut verhindern können.

Die Akne-Behandlung von innen
Die Ursache für unreine Haut liegt hauptsächlich im Inneren unseres Körpers. Die Haut wird zwar auch von Umweltbelastungen in der Luft beeinflußt, doch wichtiger noch ist die Ernährung.

Einen Riesenschritt zum Heilungserfolg kann man bereits über die Vermeidung folgender Lebensmittel erreichen: Essen Sie kein fettes Fleisch, keine stark geräucherten, gewürzten oder scharf gebratenen Speisen. Verzichtet werden sollte auch auf jegliche Hülsenfrüchte, Kohl, scharfen Käse, Essiggemüse, Senf, Weißmehlprodukte (Brötchen, Toast, Kuchen, Kekse, Zwieback), Kaffee, Alkohol und

Nikotin. Streng verboten ist jeglicher Zucker, egal, ob der in Süßigkeiten oder im Obstsalat steckt.

Lassen Sie sich jedoch von dieser langen Liste der Verbote nicht entmutigen, versuchen Sie einfach mal, einen Monat danach zu leben. Sie werden sehen, wie schnell Ihre Haut auf die Ernährungsumstellung reagiert und die eitrigen Gebilde abnehmen. Und es ist ja auch nicht alles verboten, folgende Dinge sind erlaubt: frisches Obst und Gemüse, mageres Fleisch und Fisch (möglichst fettfrei zubereitet, also gedünstet oder gekocht), sämtliche Milchprodukte (Milch, Joghurt, Quark, Käse, Butter), Eier und Vollgetreideprodukte (Vollkornbrot, Naturreis, Vollkornnudeln). Ein Nahrungsmittel, von dem Sie nicht genug essen können, ist Honig. Er sorgt mit seinem entzündungshemmenden Stoff Inhibin für eine heilende Wirkung von innen und kann der Entstehung neuer Ausschläge vorbeugen.
Ein weiteres Mittel für die innerliche Bekämpfung von Akne ist das Trinken von speziellen Kräutertees. Sie spülen den Körper von innen und schwemmen die Giftstoffe auf natürlichem Wege aus.
Ein weiterer wesentlicher Faktor, der Akne auslösen kann und von innen kommt, ist Streß. Jeder Mensch reagiert auf Streß in irgendeiner Form, je schlimmer die Belastung, desto stärker die Reaktion. Wie jemand reagiert, ist jedoch unterschiedlich. Einige werden zum Beispiel anfällig für jedes Virus, andere bekommen Magenschmerzen, im schlimmeren Fall ein Magengeschwür. Viele Menschen allerdings reagieren über die Haut. Da zeigen sich in Streßsituationen Flechten, Quaddeln, Pickel – Hautausschläge in jeglicher Form. Auch Neurodermitis und Gürtelrose können durch Streß ausgelöst werden, ebenso Akne.

Wenn Sie unter Streß leiden, versuchen Sie unbedingt, etwas dagegen zu unternehmen. Läßt sich die ständige Überforderung nicht abbauen, weil sie beruflich bedingt ist, so gönnen Sie sich auf jeden Fall gezielte Ruhepausen, die Sie fest in Ihren Lebensrhythmus einbauen. Nehmen Sie sich zum Beispiel einen, besser noch zwei Abende in der Woche, die absolut Ihnen gehören. Machen Sie in dieser Zeit etwas Schönes, etwas, das Sie total entspannt.

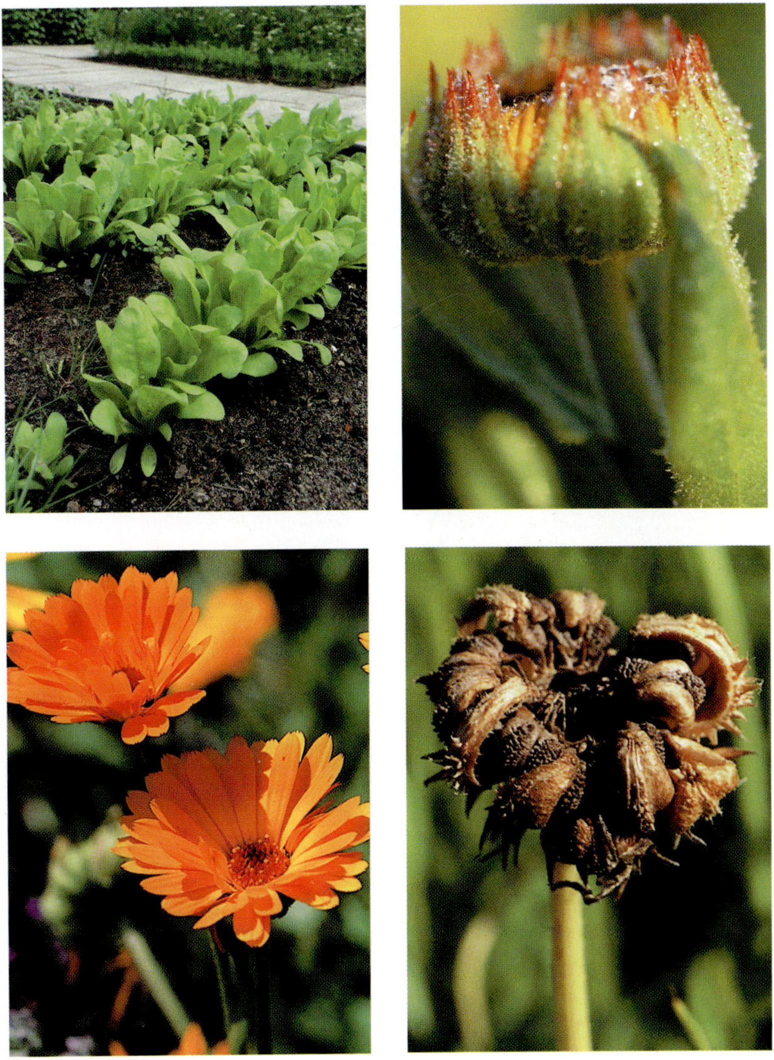

Calendula officinalis in Wachstum, Blüte und mit reifen Samen

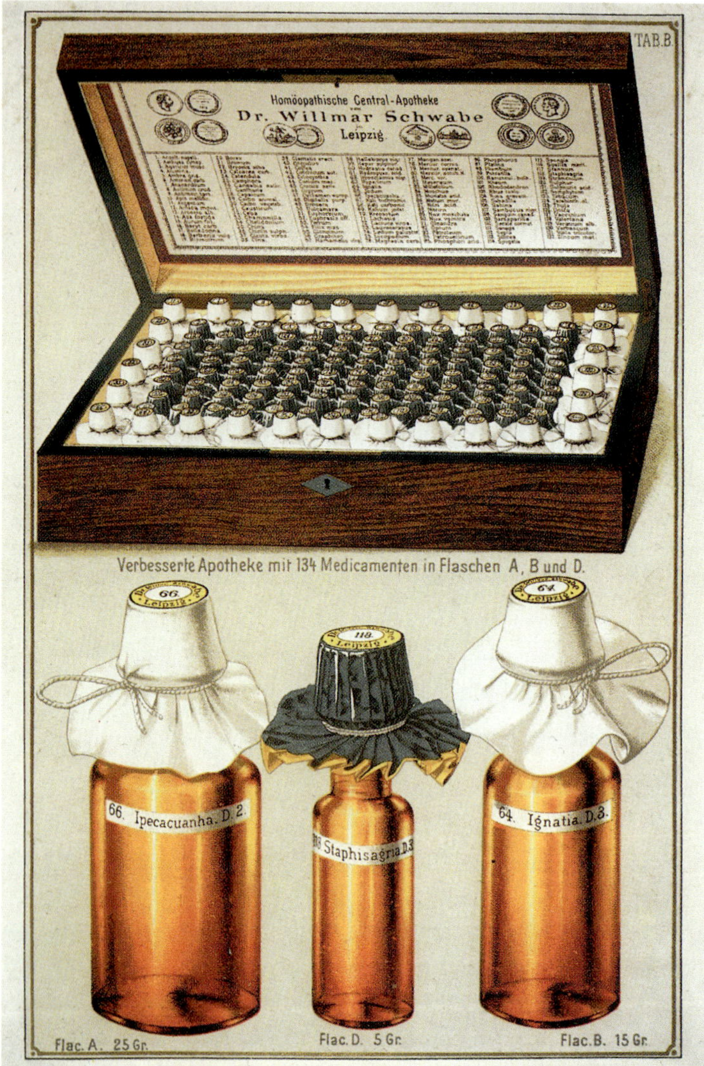

Homöopathen-Kasten, »Verbesserte Apotheke mit 134 Medikamten in Flaschen A, B und D« (1889)

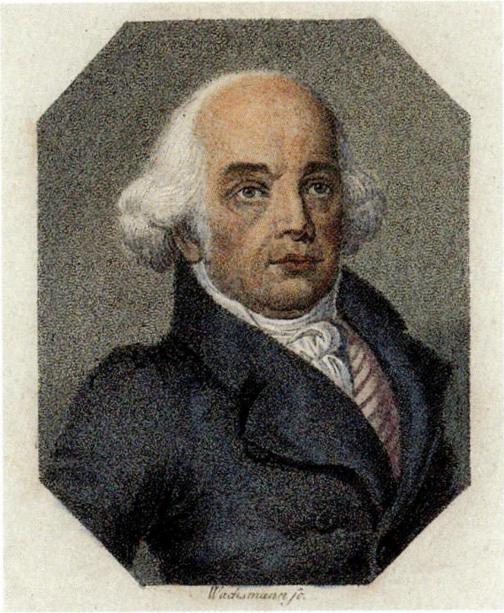

Samuel Hahnemann,
Begründer der Homöopathie
(1755-1843)

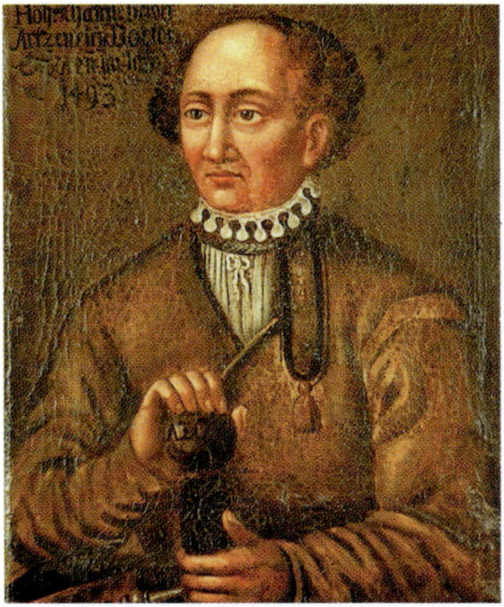

Paracelsus, Theophrastus
Bombastus v. Hohenheim, Arzt
und Naturforscher (1493-1541)

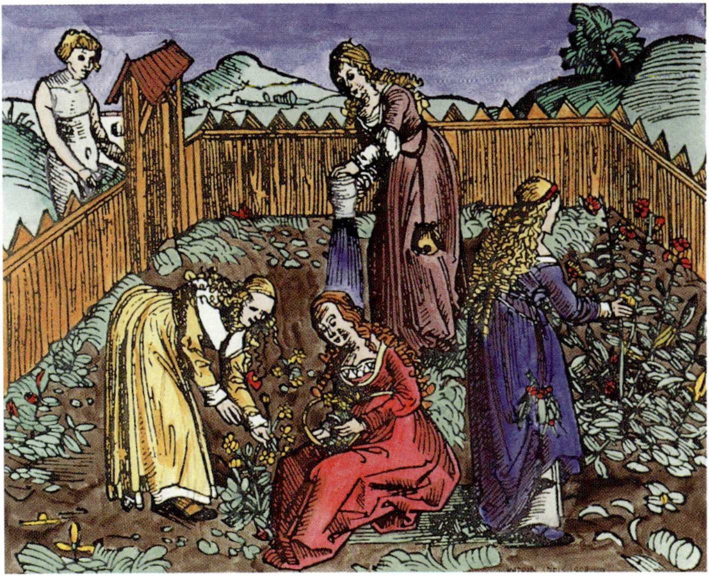

Frauen im Kräutergarten (Holzschnitt, Nürnberg 1512)

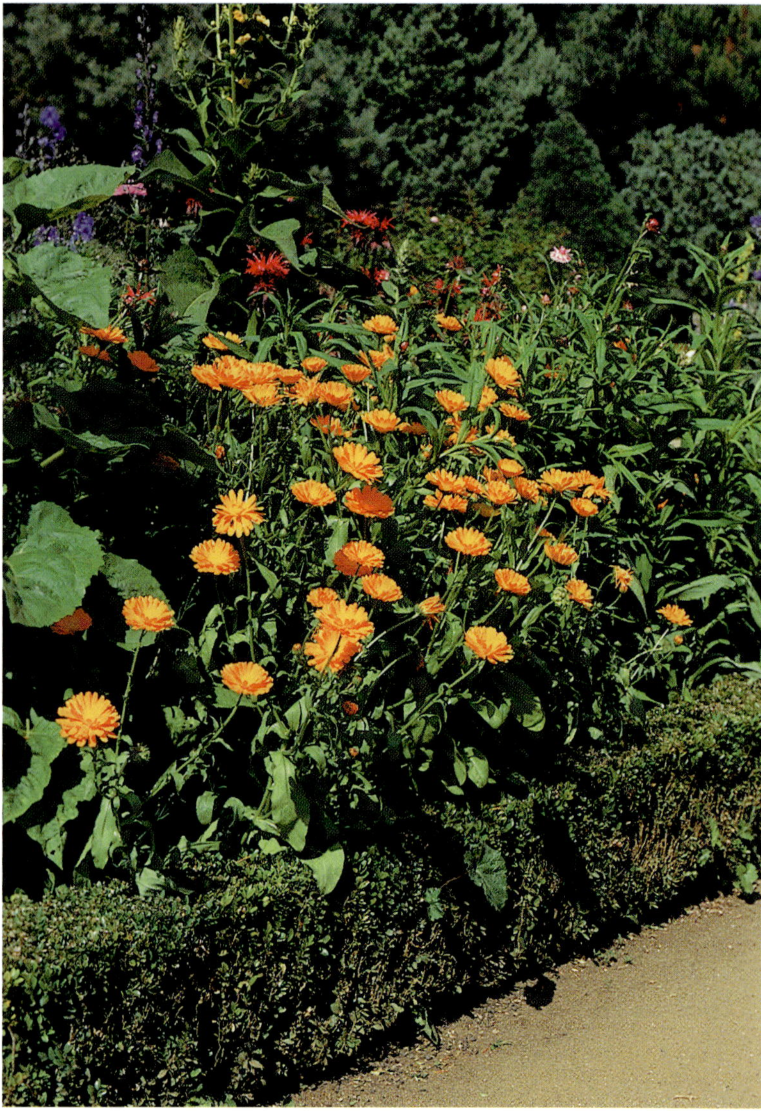

Ringelblumen im heimischen Garten

Gehen Sie zum Beispiel zum Sport mit anschließendem Saunabesuch und Massage, treffen Sie sich mit lieben Freunden, oder machen Sie sich einen entspannten Abend zu Hause mit einem wohltuenden Bad, Körperpflege und Masken. Kuscheln Sie sich auf Ihr Sofa, und lesen Sie das Buch, das Sie schon seit langem lesen wollten. Finden Sie die für Sie richtige Entspannungsmethode. Probieren Sie das eine oder andere aus, denn viele streßgeplagte Menschen wissen gar nicht mehr, wie sie sich am besten entspannen können. Sie müssen das erst wieder lernen, doch dieser Lernprozeß dauert nicht lange. Denn jeder braucht die Stunden, in denen man die Seele baumeln lassen kann.
Sie werden bald wissen, was Ihnen gut tut, und Körper und Seele werden es Ihnen danken. Beobachten Sie, wie sich der Zustand der Akne rasch verbessert, wenn Sie Belastung und Druck in Ihrem Leben verringern oder durch gezielte, angenehme Ruhepausen ausgleichen.

Die Akne-Behandlung von außen

Der Kosmetikmarkt ist überschwemmt von Mitteln, die jede Art von Hautproblemen bekämpfen sollen. Doch viele dieser Wässerchen, Packungen, Salben oder Cremes sind scharf und besonders aggressiv. Sie bringen zwar meist kurzfristig Besserung, langfristig wird die Haut jedoch stark angegriffen. Zusätzlich zur ärztlichen Behandlung sollte selbst hergestellte Hautpflege angewandt werden, denn Mutter Natur bietet viele Wirkstoffe, die langfristig Erfolg haben.

Vor allem die Ringelblume kann heilsam gegen Akne eingesetzt werden, hier hilft in erster Linie ihre reinigende, entzündungshemmende und trotzdem pflegende Wirkungsweise. Calendula sorgt für eine Abgrenzung und Reinigung der betroffenen Stellen. Das Entzündungsgeschehen kommt zur Ruhe, die Regeneration, das heißt die Bildung von gesundem Gewebe, wird angeregt und gefördert.

Wir haben Ihnen einige kräuterkosmetische Anwendungen mit Calendula zusammengestellt, die die Heilung der Akne von außen un-

terstützen und relativ leicht selbst herzustellen sind. Dabei handelt es sich vor allem um Masken und Packungen, denn diese haben sich, aufgrund ihrer gründlichen Einwirkzeit, am wirkungsvollsten bei Akne erwiesen. In medizinischen Ratgebern wird manchmal ein Kamillendampfbad empfohlen, das die unreine Haut vor Anwendung einer Maske vorbereiten soll. Bei starker Pustelakne sollten Dampfbäder jedoch vermieden werden, denn durch die Hitze der Dämpfe kann sich die Infektion leicht ausbreiten.
Tragen Sie statt dessen jeden Tag eine Reinigungsmaske auf, oder reinigen Sie Ihr Gesicht mit der Ringelblumen-Honig-Seife (siehe nächstes Rezept). Warten Sie so lange mit dem Dampfbad, bis sich der Zustand Ihrer Haut verbessert hat.

Ringelblumen-Honig-Seife
Besonders die unreine Haut braucht täglich eine gründliche, aber auch schonende Reinigung. Diese Seife reinigt die Haut porentief und ist gleichzeitig pflegend.

Zutaten:
- 60 g weiße Babyseife
- 20 g Ringelblumenöl
- 1 EL Calendulahonig
- 150 g gelbes Bienenwachs
- 50 g Rosenwasser

Herstellung und Anwendung:
Die Seife wird über einer Glasschüssel fein geraspelt und anschließend zusammen mit dem Wachs in einem heißen Wasserbad geschmolzen. Das Wasserbad bereiten Sie folgendermaßen: Reichlich Wasser in einem Topf erwärmen, dabei sollte die Temperatur nicht höher als 70 °C bis 80 °C sein. Auf das erwärmte Wasser wird ein hoher Plastiktopf gesetzt. Darin wird das Seifenbad erhitzt. Parallel erwärmen Sie das Rosenwasser in einem Topf. Achtung: Es darf nicht kochen! In die geschmolzene Masse werden das Ringelblumenöl und das erwärmte Rosenwasser untergerührt. Nehmen Sie dann den Plastiktopf herunter, lassen Sie das Ganze etwas ab-

kühlen, und geben Sie nun den Calendulahonig dazu. Rühren Sie kräftig, so daß alles gut miteinander vermischt ist, und lassen Sie das Ganze anschließend noch etwas abkühlen, bis die Masse etwas fester, aber noch formbar ist. Kneten Sie dann aus der klebrigen Masse kleine Kügelchen, die Sie in Seidenpapier wickeln.
Wenn Sie unter Hautproblemen, speziell Akne, leiden, sollte diese Seife zu Ihren täglichen Reinigungsprodukten gehören. Ihre Haut wird so gründlich gereinigt und gleichzeitig gepflegt.

Maske mit Heilerde und Calendula

Zutaten:
- 2 EL Heilerde
- 2 TL Calendulahonig
- 1 TL Ringelblumenblüten

Herstellung und Anwendung:
Gießen Sie die Ringelblumenblüten mit 100 ml heißem, nicht mehr kochendem Wasser auf. Lassen Sie den Aufguß zehn Minuten ziehen und filtern Sie dann die Blüten ab. Nehmen Sie zwei Eßlöffel von diesem Aufguß und vermischen Sie diese Flüssigkeit mit der Heilerde und dem Calendulahonig zu einer Paste. Verteilen Sie diese auf Gesicht und Hals.
Diese Maske wirkt reinigend und entzündungshemmend. Gleichzeitig beruhigt sie die geplagte Haut. Lassen Sie die Maske 20 Minuten einwirken, und waschen Sie sie mit viel lauwarmem Wasser ab. Den Rest des Ringelblumenwassers können Sie dann als letzten Spülgang für das Gesicht verwenden.

Schwefelschlammpackung mit Calendula
Schwefel wirkt desinfizierend und wird in vielen Kosmetiksalons zur Aknebekämpfung eingesetzt. Bevor Sie jedoch diese Schwefelschlammpackung auf Ihr Gesicht auftragen, testen Sie bitte zunächst, ob Sie eventuell gegen Schwefel allergisch sind. Mischen Sie also am Vortag Ihrer geplanten Behandlung eine kleine Menge, und tragen Sie etwas davon innen auf Ihre Armbeuge auf. Hier ist

die Haut besonders empfindlich, eine allergische Reaktion würde sich sofort bemerkbar machen. Warten Sie etwa sechs Stunden. Zeigt die Haut während dieser Zeit keine negativen Veränderungen, können Sie diese Maske unbesorgt anwenden.

Zutaten:
- 1 TL Schwefelpulver
- 1 EL Bleicherde
- 10 Tropfen Ringelblumentinktur
- 1 Eiweiß

Herstellung und Anwendung:
Geben Sie alle Zutaten zusammen in ein Gefäß. Mischen Sie alles kräftig durch, und fügen Sie gleichzeitig so viel Wasser hinzu, bis Sie eine weiche Paste erhalten. Die Bleicherde wirkt hier straffend, die Ringelblumentinktur entzündungshemmend. Außerdem sorgt die Tinktur aber auch für die Regeneration des durch die Akne beschädigten Hautgewebes.
Die Maske kann täglich aufgetragen werden, die Einwirkzeit beträgt eine Viertelstunde.

Ringelblumen-Himbeer-Maske
Himbeeren enthalten viel Vitamin C, das für das rasche Wachstum gesunden Gewebes notwendig ist. Auch von der Haut kann das Vitamin absorbiert werden, für die Behandlung von Akne ist es daher besonders geeignet. Ein schöner Nebeneffekt: Die Himbeeren sorgen dafür, daß die Maske wunderbar duftet, der Teint erscheint strahlend und weich. In Kombination mit der Ringelblumentinktur wirkt diese Maske stark zellerneuernd.

Zutaten:
- 1 EL Himbeeren
- 1 TL Joghurt
- 1 TL Hafermehl
- 10 Tropfen Ringelblumentinktur

Herstellung und Anwendung:
Die Himbeeren werden zerdrückt und durch ein Sieb gepreßt. Fügen Sie dann Joghurt und Hafermehl hinzu, und mischen Sie alles kräftig durch, so daß eine glatte Paste entsteht. Zum Schluß rühren Sie die Ringelblumentinktur darunter. Verteilen Sie die Paste gleichmäßig auf Ihr Gesicht. Die Einwirkzeit beträgt 20 Minuten, anschließend wird sie mit lauwarmem Wasser entfernt.

Körperlotion

Zum Schluß wollen wir Ihnen noch einige Rezepte für Lotionen mit Ringelblume verraten. Denn nicht nur die Gesichtshaut verlangt nach Pflege, auch der Körper braucht Fett und Feuchtigkeit, damit die Haut lange weich, geschmeidig und straff bleibt. Wir unterscheiden hier nicht strikt nach den verschiedenen Hauttypen, weil fast jede Körperhaut grundsätzlich zu Trockenheit neigt. Besonders im Sommer nach Sonnenbädern und im Winter aufgrund der Heizungsluft braucht die Haut Pflege. Und das nicht nur an den ohnehin oft vernachlässigten Stellen wie Ellenbogen, Knie, Hände oder Füße.
Die hier vorgestellten Körperlotionen können also für jede Haut angewendet werden, auf besondere Wirkungsarten weisen wir entsprechend hin.
Neben Avocado- und Mandelöl, die bekanntlich zu den besten Ölen für die Körperpflege gehören, ist auch das Ringelblumenöl ein sehr wohltuendes Produkt. Alle drei sind wichtige Bestandteile in ölhaltigen Körperlotionen. Dabei sollte immer nach dem Bad oder nach dem Duschen gecremt werden, dann ist die Haut besonders aufnahmefähig für pflegende Substanzen.

Ringelblumen-Körperlotion
Die Ringelblumen-Körperlotion zieht schnell in die Haut ein und ist deshalb für den täglichen Gebrauch nach dem Duschen geeignet. Aufgrund ihres hohen Öl-Anteils sollte sie vor allem bei trockener Haut angewendet werden.

Zutaten:

- 100 ml Rosenwasser oder Orangenblütenwasser
- 50 g Ringelblumenöl
- 12 g Stearinsäure
- 6 g Lanolin
- 4 g Triäthanolamin
- 4 Tropfen Benzoetinktur

Herstellung:

Wasserbad: Reichlich Wasser in einem Topf erwärmen. Zur Cremeherstellung sollte die Temperatur 70 °C bis 80 °C nicht übersteigen. Auf das erwärmte Wasser wird ein hoher Plastiktopf gesetzt. Das Ringelblumenöl wird in den Plastiktopf gegossen und das Lanolin und die Stearinsäure hinzugefügt. Durch die Wärme und das Rühren mit einem kleinen Holzlöffel verschmelzen die Substanzen zu einer Fettflüssigkeit. Jetzt wird die Hälfte des Rosenwassers oder Orangenblütenwassers in einem anderen kleinen Topf mit dem Triäthanolamin vermischt. Das Wassergemisch wird nun langsam unter ständigem Rühren mit einem Holzlöffel dem Fett zugefügt. Nach jeder Zugabe des Wassergemischs muß die Lotion glatt verrührt werden. Ist das Gemisch vollständig eingerührt, wird von der anderen Hälfte des Rosenwassers oder des Orangenblütenwassers so viel in die Lotion hineingegeben, bis Ihnen die Konsistenz gefällt.

Calendula-Kamillen-Reinigungsmilch

Diese Lotion ist besonders empfehlenswert bei entzündlicher und trockener Haut. Denn Ringelblume und Kamille wirken beide vor allem entzündungshemmend, Mandelöl pflegt und glättet die Haut.

Zutaten:

- 50 g weiße Babyseife
- 10 g Kamillenblüten
- 40 g Ringelblumenöl
- 30 g Mandelöl
- 1/4 l destilliertes oder abgekochtes Wasser
- 1 EL Calendulahonig

Herstellung und Anwendung:

Die Seife wird über einer Glasschüssel fein geraspelt und dann mit dem destillierten bzw. abgekochten Wasser übergossen. Lassen Sie dieses Seifenbad eine Nacht stehen. Am nächsten Tag wird das Ganze in einem Wasserbad erhitzt, bis sich die Seife vollständig gelöst hat. Das Wasserbad bereiten Sie folgendermaßen: Reichlich Wasser in einem Topf erwärmen, dabei sollte die Temperatur nicht höher als 70 °C bis 80 °C sein. Auf das erwärmte Wasser wird ein hoher Plastiktopf gesetzt. Darin wird das Seifenbad erhitzt. Lassen Sie die Masse etwas abkühlen, und rühren Sie dann das Ringelblumen- und das Mandelöl hinein. Außerdem wird der Calendulahonig hinzugefügt. Die Kamillenblüten werden mit einem Viertelliter kochendem Wasser überbrüht. Sie müssen zehn Minuten ziehen, anschließend werden sie durchgefiltert. Das Kamillenblütenwasser wird (nicht heiß, nur warm) in das Seifen-Öl-Honig-Gemisch gegeben und kräftig verquirlt.

Die fertige Calendula-Kamillen-Hautmilch wird in verschließbare Gefäße gefüllt, kühl aufbewahrt hält sich die Lotion etwa drei Wochen. Sie kann morgens und abends zur Reinigung der Haut verwendet werden. Dafür wird ein Wattepad mit der Lotion getränkt und über Gesicht und Hals gestrichen. Danach mit lauwarmem Wasser abwaschen.

Avocado-Calendula-Milch

Avocado ist eine sehr fetthaltige Frucht, in der Lotion sorgt sie für eine rückfettende Wirkung, das braucht vor allem die trockene Haut. In Kombination mit Calendula ist diese Hautmilch besonders pflegend und reinigend. Alternde Haut wird mit Hilfe der Avocado-Calendula-Milch frischer und glatter, denn das Calendulaöl regt die Gewebebildung an.

Zutaten:

- 20 g Ringelblumenöl
- 20 g Avocadoöl
- 180 g Rosenwasser
- 1 EL Calendulahonig

- 1 TL Milchinpulver
- 10 g Trockenmagermilch

Herstellung:

Das Rosenwasser wird in einem Topf erwärmt, darin werden Milchin- und Magermilchpulver aufgelöst. Geben Sie das Ganze dann in ein Gefäß (Plastik oder Glas), das verschließbar ist. Fügen Sie Ringelblumen-, Avocadoöl und Calendulahonig hinzu. Verschließen Sie das Gefäß und schütteln alles ordentlich durch. Diese Lotion wird am besten in den braunen Apothekerflaschen aufbewahrt. An einem kühlen Ort hält sie sich etwa vier Wochen.

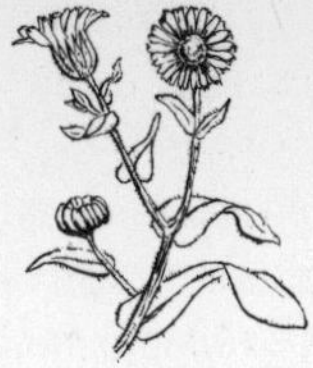

Kräuter-Creme-Therapie gegen Orangenhaut

Cellulite, auch bekannt unter dem Begriff »Orangenhaut«, ist eine Bindegewebsschwäche, unter der hauptsächlich Frauen leiden. Denn das weibliche Bindegewebe weist einen erhöhten Östrogenspiegel auf. Bei Cellulite sorgen Stoffwechselstörungen dafür, daß sich das Bindegewebe ändert. Im Unterhautgewebe sammeln sich Schlacken, Fett und Wasser, die im Wasser eingelagerten Fettzellen quellen stark auf. Konsequenz: Die Zellen drücken gegen die oberen Hautschichten, es entsteht das bekannte Bild der gedellten Haut: Orangenhaut.

Cellulite ist aber nicht nur ein Problem der Übergewichtigen, auch schlanke Menschen können darunter leiden. Doch die Gefahr der Orangenhaut steigt mit überflüssigen Pfunden, wer davon zuviel hat, sollte diese auf jeden Fall abbauen.

Abnehmen allein hilft allerdings ebensowenig wie die einfache Anwendung einer Cellulite-Creme. Sie sind nur zwei wichtige Faktoren im Kampf gegen die Orangenhaut, neben anderen, die ebenfalls dazu gehören. Wer erfolgreich die unschönen Dellen in der Haut beseitigen möchte, muß mehrere Hilfsmittel anwenden und Geduld haben.

Nur eine Kombination von Diät (bei Übergewicht), gesunder Ernährung, Sport, Bädern, Naßmassage und der richtigen Hautpflege zeigt Erfolg. Allein für sich ist jedes Mittel machtlos.

Grundsätzlich wird zwischen leichter und schwerer Cellulite unterschieden. Machen Sie den Test: Betrachten Sie Ihre Beine, Ihre Oberarme, Ihren Bauch. Können Sie die typischen Dellen entdecken, oder zeigt sich erst etwas, wenn Sie die Muskeln anspannen? Wenn das der Fall ist, so haben Sie nur leichte Cellulite. Das Gewebe hat vor allem viel Wasser, noch nicht so viel Fett gespeichert.
Sieht das Bindegewebe jedoch selbst bei entspannter Muskulatur nicht mehr glatt aus, zeigen sich grundsätzlich hier und dort Dellen, spricht man von schwerer Cellulite. Hier hat das Gewebe neben dem Wasser bereits eine Menge Fett gespeichert. Doch keine Panik, auch der etwas schwerere Fall läßt sich in den Griff bekommen. Einzige Bedingung: Die Anti-Cellulite-Kur muß einige Monate durchgehalten werden, bis sich die ersten Erfolge zeigen.
Die Ringelblume spielt hier im Rahmen der Kräuterkosmetik eine wichtige Rolle. Ihre Wirkungsweisen helfen der Haut im Kampf gegen die Cellulite:
Ringelblume sorgt dafür, daß

- die Haut besser durchblutet wird, dadurch erhöht sich die Spannung der Haut;
- Hautverhärtungen verschwinden, durch den Wirkstoff Emolliens wird die Haut weich und geschmeidig;
- die Neubildung von Hautzellen angeregt wird.

Wir haben für Sie die wirksamsten Ringelblumen-Kräutercremes zusammengestellt, außerdem erfahren Sie alles über die anderen wichtigen Faktoren der Anti-Cellulite-Kur. Versuchen Sie bei leichter Cellulite mindestens vier Wochen danach zu leben, bei schwerer Cellulite sollten es mindestens acht Wochen sein. Halten Sie durch, und Sie werden sehen, wie sich Ihre Orangenhaut zurückbildet und die lästigen Pölsterchen unter der Haut verschwinden.
Wer danach allerdings wieder in alte Gewohnheiten zurückfällt, muß damit rechnen, daß auch die Orangenhaut zurückkehrt. Das heißt nicht, daß Sie jetzt Ihr Leben lang streng nach der Anti-Cellulite-Kur leben müssen. Natürlich gibt es immer Tage und Wochen, wo man nicht zum Sport kommt, viel Streß hat, ungesunder ißt und für

selbstgemachte Kräutercremes keine Zeit hat. Langfristig sollten Sie die folgenden Ratschläge jedoch fest in Ihre Lebensgewohnheiten einbauen.

Die Ernährung

Das Wichtigste bei der Bekämpfung der Cellulite ist der Fettabbau des Gewebes und die kräftige Durchblutung der Haut. Das erste Problem kann mit Entschlackung und richtiger Ernährung gelöst werden.
Mit einer gründlichen Entwässerung sollte jede Anti-Cellulite-Kur beginnen. Das Gewebe wird dadurch straffer und die Fettzellen haben es schwerer, sich im Bindegewebe auszubreiten.

Achtung: Eine Entwässerung sollte stets auf natürliche Art, das heißt, durch viel Trinken, stattfinden. Keinesfalls dürfen Medikamente, wie beispielsweise Entwässerungstabletten, dafür benutzt werden. Diese entziehen dem Körper jegliches Wasser, rauben ihm gleichzeitig wichtige Mineralien und Spurenelemente. Der Wasserhaushalt im Körper gerät völlig durcheinander, kann sogar zusammenbrechen (das bedeutet Lebensgefahr).

Eine richtige Entwässerung funktioniert nur mit einer ordentlichen Trinkkur, sie wirkt gesund und dauerhaft. Trinken Sie mindestens zwei Liter pro Tag, je mehr, desto besser. Wichtig ist jedoch nicht nur, wieviel, sondern auch was Sie trinken. Die besten Entwässerungsgetränke sind Wasser, grüner Tee, Früchtetee oder mit Wasser verdünnte Fruchtsäfte. Kaffee und Schwarztee hingegen entziehen dem Körper Flüssigkeit, davon sollten am Tag nicht mehr als zwei bis drei Tassen (zusätzlich zu den anderen zwei Litern) getrunken werden. Verzichten Sie weitgehend auf Alkohol, der bringt den Flüssigkeits- und Salzhaushalt durcheinander.

Ein guter Tip für die schnelle Entschlackung: Trinken Sie morgens auf nüchternen Magen ein Glas heißes Leitungswasser. Entschlackung und Verdauung werden damit doppelt so schnell angeregt wie beim kalten Wasser. Denn bei kalten Getränken wird ein Teil der Verdauungsenergie dafür verschwendet, die Flüssigkeit auf Körpertemperatur zu erwärmen.

Überflüssiges Wasser im Gewebe ist aber nur eine Ursache für die Entstehung von Cellulite. Denn das Bindegewebe muß vor allem von dem gespeicherten Fett befreit werden. Hier hilft langfristig nur eine Ernährungsumstellung auf vitamin- und eiweißreiche sowie fettarme Speisen. Essen Sie möglichst wenig Fleisch, kochen Sie salzarm (lieber Kräuter als Salz zum Würzen verwenden), und verzichten Sie weitgehend auf Süßigkeiten. Achten Sie besonders auf versteckte Fette. Unbegrenzt erlaubt sind Vollkornprodukte, Früchte und Gemüse. Besonders empfehlenswert bei Cellulite sind die entwässernden und vitaminreichen Sorten wie Ananas, Kiwi, Papaya, Paprika und Spargel. Außerdem sollte kaliumreich gegessen werden, dieser Mineralstoff regelt die Wassermenge außerhalb und innerhalb der Zelle und regt den Stoffwechsel und Fettabbau an. Kalium steckt vor allem in Bananen, Kartoffeln, Sojabohnen, dicken Bohnen, Datteln, Blattspinat, Gartenkresse, Pfifferlingen und Avocado.
Schnelle Fettverbrenner sind Artischocken. Sie regen Galle und Leber an, Fett schneller zu verarbeiten. Das Bindegewebe wird damit entlastet. Also manchmal nach dem Essen Artischockentee oder -saft trinken. Das darf allerdings nicht zur Gewohnheit werden, denn der Körper gewöhnt sich sonst daran und reduziert seine eigene Verdauung.
Die ersten Kilos, die man bei dieser Ernährungsumstellung verliert, sind pures Wasser. Denn von diesem Ballast, der häufig an Knöcheln und ähnlichen Stellen in Form von Ödemen schon sichtbar ist, befreit sich der Organismus am leichtesten. Und dann bleibt dem Körper kaum noch etwas anderes übrig: Er muß sich an das Verbrennen von Fett, an das langsame Entleeren der Fettzellen machen. Ein wichtiger Schritt zum Abbau der Cellulite-Polster.

Bewegung und Sport

Auch ausgesprochene Sport-Muffel sollten diese Zeilen lesen, deshalb haben wir uns extra auf die Überschrift »Bewegung und Sport« geeinigt. Denn wer seine Orangenhaut loswerden möchte, muß sich irgendwie körperlich betätigen. Für wen Sport überhaupt nicht in Frage kommt, der sollte sich zumindest regelmäßig bewegen.
Damit der Fettabbau in Schwung kommt, muß ein wenig Ausdauersport betrieben werden. Denn den Fettzellen geht es nur an den Kragen, wenn sich der Körper mindestens eine halbe Stunde am Stück bewegt. Aerobic, Jogging, Steppen sind Ausdauersportarten für den Sportfan. Wem das zu anstrengend ist, der kann ebensogut auf Radfahren, Schwimmen oder zügiges Gehen ausweichen. Wichtig ist nur, daß der Körper in Wallung kommt, die optimale Fettverbrennungszeit liegt bei einer Stunde.
Mit dem Ausdauertraining ist das Programm aber noch nicht beendet. Wir haben damit zwar erreicht, daß Fett abgebaut wird. Doch ebenso wichtig ist es, daß das Bindehautgewebe wieder in Form kommt und gestrafft wird. Hier hilft ein Gymnastikprogramm, das Sie zu Hause regelmäßig durchführen können.
Gegen Orangenhaut hilft nur die Kombination von Ausdauer und Gymnastik. Beenden Sie einen langen Spaziergang, eine Radtour oder eine Joggingrunde immer mit gymnastischen Übungen. Gezielte Gymnastikprogramme bieten inzwischen auch viele Sportvereine an, der Monatsbeitrag ist dort gering, und in der Gruppe bringt Bewegung mehr Spaß. Besonders effektiv und wirksam gegen Cellulite ist Wassergymnastik. Fragen Sie bei Ihrem Schwimmbad oder Schwimmverein in der Nähe, ob sie die im Programm haben.

Anti-Cellulite-Gymnastik

Es gibt viele gymnastischen Übungen rund um Bauch, Beine und Po. Wir stellen Ihnen hier einige vor, Sie können sich aber auch Ihr eigenes Programm entwickeln. Die Gymnastik sollte mindestens 20 Minuten dauern.

Po

1. Legen Sie sich auf den Rücken, und stellen Sie Ihre Füße auf. Heben Sie den Po in die Luft, halten Sie ihn oben, und spannen Sie den Po fest an. Wiederholen Sie die Anspannung 30mal.
2. Gehen Sie in den Vierfüßlerstand (gestützt auf Knie und Unterarme). Heben Sie ein Bein hoch, winkeln Sie es leicht an, und bewegen Sie es 20mal in die Höhe. Strecken Sie anschließend das Bein und heben es in dieser Position noch einmal 20mal hoch. Wiederholen Sie die Übung dann mit dem anderen Bein.

Beine/Po

1. Legen Sie sich auf die Seite, und winkeln Sie das untere Bein an, so daß Sie bequem liegen und Halt haben. Strecken Sie das obere Bein, heben Sie es an, und senken Sie es wieder. Diese Bewegung machen Sie 30mal. Legen Sie das Bein danach aber nicht ab, sondern führen Sie es nach vorn, in 90-Grad-Position zu Ihrem Oberkörper. In dieser Position heben Sie es noch einmal 20mal auf und ab. Legen Sie das Bein dann vorne ab, und klopfen Sie sich auf Bein und Po zur Lockerung der angestrengten Muskulatur. Wiederholen Sie anschließend die Übung mit dem anderen Bein.
2. Stellen Sie sich hin, Ihre Beine, sind etwa hüftbreit geöffnet. Spannen Sie Ihren Po an, und gehen Sie langsam in die Knie, als ob Sie sich auf einen Stuhl setzen möchten. Ihr Gewicht liegt dabei auf den Fersen. Strecken Sie die Arme nach vorne, damit Sie Ihr Gleichgewicht halten können. Wiederholen Sie diese Übung 20mal.

Bauch

1. Legen Sie sich auf den Rücken, stellen Sie Ihre Füße auf, und ziehen Sie Ihre Zehenspitzen nach oben, Fersen sind am Boden. Die Hände legen Sie bitte hinter Ihren Kopf, die Ellenbogen weit zurück. Das ist unsere Ausgangsposition. Bewegen Sie nun Ihren Oberkörper in Richtung Knie und wieder zurück, legen Sie ihn aber nie ganz ab. Achten Sie darauf, daß zwischen Ihrem Kinn und Ihrer Brust immer eine Faust paßt, daß die Ellenbogen

weit zurück bleiben und daß Ihr Bauch fest angespannt ist. Wiederholen Sie diese Übung 40mal.

2. Legen Sie sich wieder auf den Rücken, die Arme liegen lang neben Ihrem Körper. Heben Sie Ihre Beine in 90-Grad-Position zum Körper, als ob Sie eine Kerze machen wollen. Heben Sie nun langsam Ihre Beine senkrecht in die Luft, so daß Ihr Po etwas in die Höhe kommt. Unterstützen Sie diese Bewegung, indem Ihre Hände auf den Boden drücken. Die Bewegung selbst muß nicht mehr als fünf Zentimeter betragen, wichtig ist, daß der Unterbauch angespannt wird, während die Beine nach oben gehen.

Für eine regelmäßige körperliche Betätigung ist man nie zu alt. Selbst völlig untrainierte 70jährige Menschen können dadurch ihr körperliches Wohlbefinden und auch ihre körperliche Leistungsfähigkeit steigern – denn Sport wirkt dem sogenannten immunobiologischen Altern entgegen.
Regelmäßige sportliche Bewegung zählt darüber hinaus zu den zuverlässigsten »Muntermachern« für das Immunsystem: Es wurde wissenschaftlich erwiesen, daß schon 20 Minuten mäßiger körperlicher Belastung täglich die Zahl der aktiven Immunzellen steigern. Die Folge: Menschen, die regelmäßig Sport betreiben, werden nicht so schnell krank.

Bäder und Naßmassage

Viel trinken, gesund essen und regelmäßig bewegen – damit unternehmen Sie bereits eine Menge gegen Ihre Orangenhaut. Was noch fehlt, ist die richtige kosmetische Behandlung der ungewünschten Dellen. Bäder, Massagen und Cremes unterstützen die anderen Faktoren, indem Sie gezielt auf die Haut einwirken und das Bindegewebe straffen.
Wichtig ist zum Beispiel, welche Badezusätze Sie in Ihr Badewasser geben. Mit den richtigen Wirkstoffen wird Ihr schwaches Bindegewebe direkt stärker durchblutet und gestrafft. Nehmen Sie alle zwei bis

drei Tage ein Bad, und bereiten Sie Ihr Badewasser nach den folgenden Rezepten:

<u>Ringelblumenbad mit Rosmarin</u>
Dieses Bad wirkt anregend auf Haut und Muskulatur.

Zutaten:
- 1 Handvoll Ringelblumenblüten
- 1 Handvoll Rosmarin

Herstellung und Anwendung:
Zunächst füllen Sie die Kräuter getrennt voneinander in zwei kleine Leinensäckchen und binden diese gut zu. Legen Sie die Beutel in die noch trockene Badewanne. Nun erst lassen Sie Ihr Badewasser einlaufen. Unmittelbar bevor Sie ins Wasser steigen, nehmen Sie die Säckchen heraus und drücken sie kräftig aus. Ein Bad sollte nicht wärmer als 38 °C genommen werden und nicht länger als 15 bis 20 Minuten dauern. Hinterher nicht abrubbeln, sondern die Haut an der Luft trocknen lassen oder bestenfalls zart abtupfen.

<u>Meeresalgenbad</u>
In Meeresalgen stecken Aminosäuren, Mineralsalze, Vitamine und Spurenelemente. Ein Algenbad sorgt deshalb für eine sehr kräftige Durchblutung und regt den Fettstoffwechsel an. Dadurch sieht die Haut sofort straffer aus.

Zutaten:
- 1–2 EL mikronisiertes Algenpulver

Herstellung und Anwendung:
Geben Sie das Algenpulver in Ihr Badewasser. Die Wassertemperatur sollte 35 bis 36 °C betragen (Badethermometer verwenden), dann wirken die Algen belebend. Baden Sie darin etwa zehn Minuten, benutzen Sie jedoch keine weiteren Badezusätze, und seifen Sie sich im Algenbad nicht ein. Hinterher nicht abrubbeln, sondern die Haut an der Luft trocknen lassen oder bestenfalls zart abtupfen.

Nur so können die Inhaltsstoffe der Algen weiter ihre Wirkung entfalten. Die Algen bilden nämlich auf der Haut einen feinen Wirkstoff-Film, der noch zwei Stunden nach dem Bad aktiv wirkt und für eine Spannung der Haut sorgt.

Calendula-Kräuterbad

In diesem Kräuterbad stecken vor allem Kräuter, die die erschlaffte Haut beleben und sämtliche Lebensgeister wecken. Die Haut wird gut durchblutet und porentief gereinigt.

Zutaten:

- 1 Handvoll Ringelblumenblüten
- 1 Handvoll Lindenblüten
- 1 Handvoll Rosmarin
- 1 Handvoll Pfefferminze
- 1 Handvoll Fenchel
- 1 Handvoll Salbei
- 1 Handvoll Kamille
- 1 Handvoll Heublumen
- 1 1/2 Tassen Honig

Herstellung und Anwendung:

Mischen Sie die Kräuter zusammen in ein großes Gefäß, begießen Sie diese mit nicht mehr kochendem Wasser, und lassen Sie das Ganze 15 Minuten bedeckt ziehen. Geben Sie in das warme Badewasser zunächst den Honig, dieser braucht etwas Zeit, bis er sich auflöst. Der Kräuteraufguß wird durch ein Tuch (zum Beispiel Geschirrhandtuch) abgeseiht, die Flüssigkeit direkt ins Badewasser gegeben.

Die Wassertemperatur sollte ungefähr 36 °C betragen, bleiben Sie 15 bis 20 Minuten darin liegen.

Parallel zu den Bädern empfehlen wir eine gezielte Massage der nassen Haut. Ideal sind Unterwassermassagen, die in medizinischen Bädern durchgeführt werden. Für die Naßmassage zu Hause brauchen Sie einen weichen Schwamm oder einen Luffahandschuh.

Massieren Sie Ihre Haut am besten während des Duschens. Reiben Sie die betroffenen Stellen mit Teebaumöl, Ringelblumenöl oder Pfefferminzöl (durchblutungsfördernde Mittel) ein. Massieren Sie das Öl dann mit dem Schwamm oder dem Handschuh in kreisenden Bewegungen sanft, aber mit leichtem Druck, in die Haut ein. Jede Cellulite-Körperfläche sollte zwei Minuten massiert werden. Die Ölreste werden anschließend kühl abgeduscht.
Gönnen Sie Ihrer Haut drei- bis viermal pro Woche eine Naßmassage. Sie greifen die Cellulite-Polster dadurch direkt an – der Erfolg ist schnell sichtbar.

Die richtige Hautpflege

Der letzte Faktor in unserer Anti-Cellulite-Kur ist die Anwendung von Spezialcremes und -ölen. Besonders nach den eben beschriebenen Bädern und Naßmassagen ist die Haut sehr aufnahmebereit für die Wirkstoffe in Cremes. Auf dem Kosmetikmarkt gibt es eine Menge Cremes gegen Cellulite, sie sind allerdings ziemlich teuer. Sie können sich Ihre Anti-Cellulite-Creme jedoch selbst herstellen, auch hier können Sie auf die Wirkungsweise der Ringelblume zurückgreifen. Wir haben drei Rezepte für Sie zusammengestellt, so daß Sie nach Belieben wählen können. Wenden Sie immer abwechselnd eine Creme oder das Öl an, um Ihre Anti-Cellulite-Kur zu unterstützen.
Bei der Anwendung von Creme oder Öl gibt es allerdings noch einen Trick, der die kritischen Stellen besonders anregt: Mit einer gezielten Technik beim Auftragen gelangen die Wirkstoffe viel schneller dahin, wo sie arbeiten sollen. Die Cellulite-Polster werden direkt behandelt. Tragen Sie Creme oder Öl zunächst oberflächlich auf Ihre Haut auf. Nehmen Sie dann immer ein Stück Haut zwischen Daumen und Zeigefinger, und drücken Sie diese leicht mit beiden Händen zusammen. Schieben Sie dann die Haut etwa einen Zentimeter nach oben, und ziehen Sie die Finger mit einem leichten Druck nach. Nehmen Sie dann gleich das nächste Stück Haut, und arbeiten Sie sich so Stück für Stück vor (Beispiel: von den Knien bis zur Hüfte, Bauch von links nach rechts, beim Po immer mit einer Hand).

Anti-Cellulite-Öl

Dieses Öl wirkt speziell gegen Orangenhaut, es strafft das Bindegewebe und regt Stoffwechsel und Entschlackung an.

Zutaten:

- 20 Tropfen Ringelblumenöl
- 10 Tropfen Zypressenöl
- 5 Tropfen Cajeput
- 60 ml Jojobaöl
- 20 ml Aloe-vera-Öl
- 20 ml Mohnblütenöl

Herstellung und Anwendung:

Geben Sie die verschiedenen Öle zusammen in eine kleine Glasflasche. Verschließen Sie diese, und schütteln Sie sie kräftig. Tragen Sie das Öl regelmäßig nach dem Baden oder Duschen auf, wenden Sie dabei die massierende Technik an.

Macadamia-Calendula-Zitronen-Creme

Ist die Haut schlecht durchblutet, ist diese Creme besonders empfehlenswert. Ihre Mischung sorgt dafür, daß das Bindegewebe gestrafft und entschlackt wird.

Zutaten:

- 100 ml Macadamianußöl
- 20 Tropfen Ringelblumentinktur
- 5 Tropfen Cajeput
- 5 Tropfen Manuka
- 4 Tropfen Rosenholz
- 6 Tropfen Zitrone

Herstellung und Anwendung:

Rühren Sie die verschiedenen Zutaten zusammen. Füllen Sie die Creme in eine gut gesäuberte oder neu gekaufte Cremedose. Dort hält sie sich etwa zwei Wochen. Nach dem Duschen oder Baden wird diese Creme mit leichtem Druck in die Haut einmassiert.

Aloe-vera-Gel mit Calendula

Dieses Gel hilft gezielt bei schwachem Bindegewebe. Die Fettspaltung in den Zellen wird dadurch angeregt.

Zutaten:

- 100 ml Aloe-vera-Gel
- 10 Tropfen Zitrone
- 5 Tropfen Cajeput
- 10 Tropfen Ringelblumentinktur
- 3 Tropfen Wacholder
- 6 Tropfen Lavendel
- 4 Tropfen Zypresse

Herstellung und Anwendung:

Die Zutaten werden zusammengemischt und kräftig verrührt. Füllen Sie das Gel entweder in eine gut gesäuberte oder neu gekaufte kleine Plastikflasche oder Cremedose. Dort hält sie sich etwa drei Wochen. Nach dem Duschen oder Baden wird dieses Gel ebenso wie das Öl oder die Creme mit leichtem Druck in die Haut einmassiert.

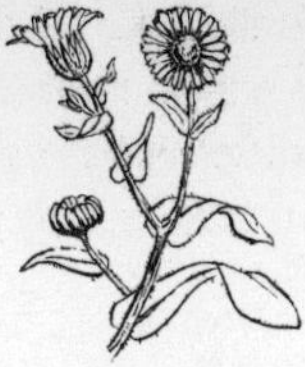

Falten wegmassieren – statt operieren

Wenn der Blick in den Spiegel die ersten Fältchen zeigt, die schnell zu Falten werden, dann beginnen viele Frauen, diese mit den Hilfsmitteln der Kosmetik zu bekämpfen. Und dann stellt sich ihnen auch die Frage nach dem Liften. Es ist sicher ein Glück, daß es die kosmetische Chirurgie gibt. Bei Fehlern der Natur oder nach Unfällen leistet sie Segensreiches. Aber das Straffen von Haut um die Augen oder um den Mund nimmt einem Gesicht seine Persönlichkeit. Kleinste Veränderungen entfremden das Gesicht, außerdem werden die Hände das wahre Alter immer verraten. Eine viel bessere Lösung ist die gezielte Anwendung von Kosmetik ohne Skalpell. Es gibt viele Möglichkeiten, die Haut frischer, jünger, weicher, geschmeidiger und glatter aussehen zu lassen. Die meisten Lotionen, Cremes, Tinkturen, Wässerchen und Öle sind jedoch sehr teuer. Dabei können wirksame Mittel leicht selbst hergestellt werden, und das Erstaunliche ist: ihre Wirkung ist in vielen Fällen noch intensiver.

In diesem Kapitel wollen wir Ihnen einige Tips geben, wie Sie Ihre Falten selbst behandeln können. Wir verraten Ihnen wirkungsvolle Rezepte für Hautpflege und die richtige Massagetechnik. Denn Falten lassen sich mit regelmäßiger Gesichtsmassage glätten. Wird dann noch die richtige Pflege aufgetragen, erhält die Haut neue Spannkraft.

Die Ringelblume kommt auch gegen Falten zum Einsatz, denn sie verhindert ihre Entstehung. Das bewirkt einerseits der Wirkstoff

Emolliens, der in der Ringelblume steckt. Er sorgt dafür, daß die Haut weicher und elastischer wird, Falten also weniger Chancen haben. Ein weiterer Pluspunkt der Ringelblume: sie fängt freie Radikale ab, die in der Haut durch Sonnenlicht, Rauchen und Alkoholkonsum entstehen.

Wie Falten entstehen

Falten sind oft ein Problem der trockenen Haut. Diese tritt mit zunehmendem Alter auf, aber auch falsche Pflege führt schnell zu einem übermäßigen Austrocknen des oberen Hautgewebes. Die echte, sprich angeborene, trockene Haut wird nicht genügend von innen mit körpereigenen Fetten versorgt. Dies ist auf eine Unterfunktion der Talgdrüsen zurückzuführen. Durch den zu dünnen Fettfilm auf der äußeren Haut verdunstet vermehrt Feuchtigkeit und beschleunigt so zusätzlich den Austrocknungsprozeß.

Bei der trockenen Haut mangels richtiger Pflege ist der Flüssigkeitshaushalt nicht mehr ausgeglichen, die Gewebe trocknen langsam aus. Das führt dazu, daß sich die Haut durch mangelnde Regeneration nicht mehr richtig strafft: Überall entstehen Falten, die mehr sind als nur kleine Lachfältchen. Wer sich aber altersmäßig von dem schönen, zerfurchten Gesicht, in das das Leben sich hineingeschrieben hat, noch weit entfernt fühlt, sollte aktiv werden. Durch die entsprechende Pflege kann eine frühzeitige Faltenbildung verhindert werden.

Gezielte Hautpflege und Gesichtsmassagen sind eine Wohltat für jede Haut bis ins hohe Alter. Allerdings sollte man irgendwann nicht mehr gegen jede Falte ankämpfen, denn sie gehören zum Älterwerden dazu. Niemand braucht sich seiner Falten zu schämen, sie sprechen für Leben, Erfahrung, Weisheit und manchmal auch Gelassenheit.

Hautpflege-Tips gegen Falten

Bevor wir Ihnen unsere Rezepte für die selbstgemachten Pflegeprodukte vorstellen, wollen wir Sie noch mit einigen anderen Anti-Falten-Tricks bekanntmachen, die einfach anzuwenden und sehr wirksam sind:

- Klatschen Sie morgens und abends einige Hände voll kaltes Wasser in Ihr Gesicht, dadurch wird die Durchblutung und damit die Regeneration der Haut angeregt.
- Ganz wichtig ist es, sehr viel zu trinken, mindestens zwei Liter am Tag! Nur so läßt sich von innen der Feuchtigkeitsspiegel anheben, wird die Haut vor dem Austrocknen bewahrt.
- Jeden Morgen vor dem Badezimmerspiegel eine Minute Gesichtsgymnastik wirkt Wunder: Einige Male den Mund wie zu einem A ganz weit aufreißen. Dann den Unterkiefer hin- und herschieben, die Backen aufplustern und die Stirne kräftig runzeln. Also: Die ganze Gesichtshaut bewegen!
- Lebertran in Kapselform eingenommen wirkt von innen anregend auf die Talgdrüsen.
- Vor dem Zubettgehen um die Augen, dort ist die Faltenbildung am stärksten, Ringelblumenöl auftragen. Nach einer Viertelstunde Einwirkzeit den Rest des Öls mit Kosmetiktüchern vorsichtig abtupfen.
- Bedecken Sie Ihr Gesicht zweimal pro Woche eine halbe Stunde mit frischer Sahne. Ihre Haut erhält viel Fett und Feuchtigkeit, eine wahre Schnellkur für abgespannte, müde und trockene Haut.
- Ganz falsch ist es, die Falten und das Gesicht mit Schminke regelrecht zuzuspachteln. Die Haut bekommt weder Luft noch Feuchtigkeit, sie trocknet aus, und der Prozeß der Faltenbildung verstärkt sich. Man sollte sich immer so schminken, daß der Natur ein wenig nachgeholfen wird, die Haut aber noch atmen kann. Außerdem: wenn das Gesicht zur Maske wird, geht jede Ausstrahlung verloren. Gute Schminke sieht man kaum.

Ein verbreiteter Irrtum bei der Pflege trockener Haut ist, immer größere Mengen fetter Cremes aufzutragen. Die ohnehin wenig ak-

tiven Talgzellen werden hierdurch noch passiver, und das Austrocknen schreitet fort!
Die Pflege sollte deshalb aus Feuchtigkeitszufuhr und Aktivierung der eigenen Talgdrüsen bestehen. Hautcremes und -öle mit dieser Wirkung können Sie relativ leicht selbst herstellen. Eine regelmäßige Kräuteranwendung verzögert eine neue Faltenbildung.

Honigbreimaske mit Ringelblume
Diese Maske wirkt besonders hautstraffend und nährend. Sie ist zur Anwendung gegen Falten sehr gut geeignet, sollte aber nicht öfter als zweimal im Monat aufgelegt werden.

Zutaten:
- 1 Eiweiß
- 2 EL Bienenhonig
- 20 Tropfen Ringelblumentinktur
- 2 EL Gerstenmehl

Herstellung und Anwendung:
Geben Sie den Bienenhonig in einen Topf, und erwärmen Sie ihn leicht. Vermischen Sie ihn dann mit dem Eiweiß und Gerstenmehl, und rühren Sie zum Schluß die Ringelblumentinktur hinzu. Tragen Sie die warme Maske auf Gesicht und Hals auf, und lassen Sie diese eine halbe Stunde einwirken. Waschen Sie sie mit warmem Wasser ab, und spülen Sie mit kühlem Wasser nach.

Kräuterkompresse
Die frisch aufgebrühten Kräuter stimulieren die Haut und haben eine straffende, anregende Wirkung. Die Kompresse kann bis zu dreimal in der Woche aufgelegt werden.

Zutaten:
- 1 TL Kornblumenblüten
- 1 TL Ringelblumenblüten
- 1 TL Kamillenblüten
- 1 TL Pfefferminze

Herstellung und Anwendung:
Übergießen Sie die zusammengemischten Pflanzenblüten mit 200 ml kochendem Wasser. Lassen Sie den Aufguß 15 Minuten ziehen, und seihen Sie ihn ab. Nehmen Sie ein Leintuch, tränken es in dem warmen Pflanzenaufguß, und legen Sie es auf Ihr Gesicht. Lassen Sie die Kräuter etwa zehn Minuten einwirken.

Kakaobutter mit Ringelblume

Diese Kakaobuttercreme ist sehr nährend. Sie glättet die Haut, ohne sie fettig zu machen. Sie können sie daher gut als Tagescreme verwenden.

Zutaten:
- 2 EL Kakaobutter
- 2 EL emulgierendes Wachs
- 1 EL Bienenwachs
- 2 EL Sesamöl
- 2 EL Ringelblumenöl
- 1 EL Mandelöl

Herstellung:
Alle Zutaten werden zusammen in einem Wasserbad erhitzt und gründlich verrührt. Das Wasserbad wird wie folgt aufgesetzt: Reichlich Wasser in einem Topf erwärmen. Die Temperatur sollte nicht höher als 70 °C bis 80 °C sein. Auf das erwärmte Wasser wird ein hoher Plastiktopf gesetzt. Die Zutaten werden in den Plastiktopf gegossen. Durch die Wärme und das Rühren mit einem kleinen Holzlöffel verschmelzen die Substanzen. Wenn sie vollständig geschmolzen sind, nehmen Sie den Topf vom Feuer. Rühren Sie aber so lange, bis die Masse erkaltet ist. Geben Sie die Creme (Sie erhalten aus den oben angegebenen Mengen etwa eine Tasse) in eine saubere, verschließbare Dose.

Calendula-Nachtcreme

Nachts hat die Haut viel Zeit, ohne Umweltbelastungen neue Energie und Frische zu tanken. Diese Nachtcreme ist ein wahrer Feuchtigkeits-, Fett- und Energiespender, sie sollte zur Vorbeugung gegen Falten regelmäßig benutzt werden.

Zutaten:

- 1 Ei
- 1 EL Weizenkeimöl
- 1/2 EL Ringelblumenöl
- 1 1/2 EL Honig

Herstellung und Anwendung:
Das Ei wird getrennt, der Dotter mit den Ölen und dem Honig cremig gerührt. Anschließend wird das steifgeschlagene Eiweiß untergehoben. Geben Sie dann die Masse in ein verschließbares Gefäß und schütteln Sie das Ganze kräftig durch. Diese etwas klebrige ölhaltige Nachtcreme wird abends aufgetragen. Sie ist eine wahre Wunderwaffe gegen Augen- und Halsfältchen.

Wirksam gegen Falten: die Gesichtsmassage

Eine regelmäßige Gesichtsmassage kann dazu beitragen, daß die Haut besser durchblutet wird, sich strafft und keine neuen Falten entstehen. Die Gesichtsmuskeln werden stimuliert und die Haut in zweifacher Weise angeregt: von außen durch die Anwendung der Kräutermittel, von innen durch die in Schwung gebrachte Durchblutung. Beachten Sie jedoch bei jeder Massage die folgenden Punkte:

- Massieren Sie nie die trockene Haut, nehmen Sie stets das reine Ringelblumenöl oder die oben empfohlenen Cremes.
- Halten Sie sich genau an die Massage-Anleitungen. Denn durch wildes Zupfen oder Reißen können Sie Ihrer Haut mehr schaden als helfen.
- Nehmen Sie sich Zeit für die Gesichtsmassage. Wenn Sie unter Zeitdruck stehen und alles schnell gehen soll, sind Sie innerlich zu sehr angespannt. Und dann hilft die beste Massage nichts, denn die Muskeln müssen entspannt sein.
- Nehmen Sie für die ersten Gesichtsmassagen einen Spiegel zu

Hilfe. Wenn Sie später gut geübt sind, brauchen Sie diesen nicht mehr, Sie können dann überall etwas gegen die Falten unternehmen.

- Wenn Sie möchten, können Sie die Gesichtsmassage auch gegenseitig anwenden. Machen Sie sich einen entspannten Beauty-Tag mit Freunden zu Hause, stellen Sie die Kräuterkosmetik gemeinsam her, und massieren Sie sich gegenseitig.

Die Handgriffe bei einer Gesichtsmassage sind vielfältig. Dabei werden die jeweiligen Gesichtspartien aufgeteilt, für jede gibt es die richtige Massagetechnik:

Hals und Kinn

1. Creme oder Öl wird mit beiden Händen aufgetragen. Beginnen Sie am Halsansatz, und streichen Sie mit den Handinnenflächen den Hals hinauf bis zum Kinn und dann den unteren Kieferknochen entlang in Richtung Ohren. Wiederholen Sie anschließend diese Bewegung mehrmals mit Ihren Fingern. Der Druck auf die Haut sollte leicht, aber bestimmt sein.
2. Zwicken Sie mit Daumen und Zeigefinger Ihre Haut am Kinn. Die Daumen liegen unterhalb des Kieferknochens, die Zeigefinger darüber. Beginnen Sie außen unter den Ohren, und arbeiten Sie sich den Kieferknochen entlang bis zum Kinn. Wandern Sie mindestens fünfmal hin und her. Diese Übung ist nicht nur wirksam gegen Falten, sie ist außerdem eine gute Maßnahme gegen ein Doppelkinn.
3. Zum Schluß gehen Sie vom »Hautzwicken« zum »Hautschlagen« über: Stimulieren Sie Ihre Haut durch leichte, aber doch feste Schläge. Fangen Sie an den Schlüsselbeinen an, wandern Sie den Hals hinauf zum Kinn. Schlagen Sie unter Ihr Kinn mehrmals mit dem Handrücken, auch das ist eine wirksame Methode gegen Falten und Doppelkinn.

Wangen

1. Tragen Sie die Creme oder das Öl mit Daumen, Zeige- und Mittelfinger auf Ihre Wangen auf. Fangen Sie am Kinn an, und strei-

chen Sie dann hoch bis zu den Schläfen. Wiederholen Sie diese Bewegung mehrmals mit festem Druck.

2. Gegen Falten um die Mundwinkel arbeiten Sie, indem Sie die Haut vom Kinn zur Nase nach oben streichen. Kneifen Sie sich anschließend von Ihren Mundwinkeln an der Nase vorbei bis zu den Augen.
3. Letzte Übung: Legen Sie Zeige- und Mittelfinger rechts und links an Ihre Mundwinkel, die Fingerspitzen zeigen nach oben. Drücken Sie Ihre Fingerspitzen ein wenig in Ihre Haut, und schieben Sie schräg nach oben, in Richtung Schläfen. Biegen Sie jedoch kurz vorher ab, und führen Sie Ihre Finger kreisend wieder zu den Mundwinkeln zurück. Machen Sie diese kreisförmige Massage zehnmal.

Augen

1. Massieren Sie Ihre Haut rund um die Augen. Seien Sie aber vorsichtig, da die Haut am Auge sehr empfindlich ist. Legen Sie Zeige- und Mittelfinger jeweils rechts und links an Ihren Nasenrücken. Bewegen Sie Ihre Finger nun nach oben, und ziehen Sie einen Kreis rund um die Augen jeweils in Richtung Schläfe und zurück zur Nase. Wiederholen Sie diesen Kreis sechsmal.
2. Kneifen Sie Ihre Augenbrauen, dadurch lösen Sie die Spannung, die sich bei vielen Menschen über den Augen bildet. Beginnen Sie jeweils am inneren Ende der Augenbraue, über der Nase. Den Daumen unter die Braue, den Zeigefinger darüber, kneifen Sie die Haut entlang der Brauen bis nach außen und wieder zurück. Wiederholen Sie diese Übung zehnmal.

Stirn

1. Legen Sie Ihre Hände über Ihre Augen, und streichen Sie mit den Fingern abwechselnd die Stirn hoch zum Haaransatz. Halten Sie die Hände waagerecht, und üben Sie einen leichten Druck auf Ihre Finger aus. Machen Sie diese Bewegung zehnmal.
2. Legen Sie Zeige-, Mittel- und Ringfinger von jeder Hand auf Ihre Stirn. Die Fingerspitzen stoßen in der Stirnmitte zusammen. Zie-

hen Sie nun Ihre Hände nach rechts und links weg, so daß die Finger von der Stirnmitte bis zu den Schläfen streichen. Fangen Sie dann wieder in der Stirnmitte an, und wiederholen Sie diese Übung achtmal.

3. Legen Sie Zeige- und Mittelfinger rechts und links auf Ihre Nasenflügel, die Fingerspitzen zeigen nach oben. Fahren Sie dann die Nase entlang hoch über die Stirn bis zum Haaransatz. Von dort geht es weg zu den Schläfen und zurück zu den Nasenflügeln. Wiederholen Sie diesen Kreis fünfmal.

Die Gesichtsmassage ist eine optimale Vorbereitung für eine Maske oder eine Packung. Wenn Sie also noch Zeit haben, dann runden Sie die Gesichtsbehandlung damit ab. Nehmen Sie in dem Fall die überschüssige Creme oder das restliche Öl mit einem Gesichtswasser und einem Wattebausch ab, und besprühen Sie Ihr Gesicht mit Mineralwasser. Herrlich erfrischt ist Ihr Gesicht jetzt besonders aufnahmefähig für die Wirkstoffe der Maske. Wenn Sie im Anti-Falten-Programm fortfahren wollen, dann tragen Sie jetzt die Honigbreimaske mit Ringelblume (siehe Seite 88) auf.
Eine so wirkungsvolle und intensive Gesichtsbehandlung erhalten Sie sonst nur in einem Kosmetikstudio, wo Sie allerdings eine Menge Geld dafür bezahlen müssen. Und wer geht schon zwei- bis dreimal in der Woche zur Kosmetik? Mit der richtigen Pflege und regelmäßiger Gesichtsmassage können Sie selbst Ihr Aussehen zu Hause optimal verschönern. Lassen Sie die Gesichtsbehandlung mit der Ringelblume zu einer festen Lebensgewohnheit werden, und Falten werden sich in Ihrem Gesicht nicht so schnell zeigen.

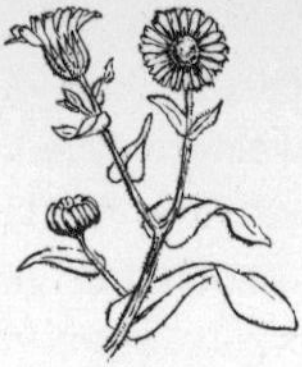

Calendula in der Homöopathie

Ins Leben gerufen wurde die Homöopathie vor rund 200 Jahren von einem deutschen Arzt namens Samuel Hahnemann (1755–1843). Er hat die erstaunliche Entdeckung gemacht: Wenn ein Malariakranker die Rinde des Chininbaums kaut, wird er von seiner Krankheit geheilt. Kaut ein Gesunder dieselbe Rinde, so stellen sich bei ihm Anzeichen von Malaria ein.

»Durch Gleichartiges wird Krankheit hervorgerufen, und durch die Anwendung von Gleichem wird sie geheilt.« Auf diesen Leitsatz baut sich die Homöopathie auf, neu ist er allerdings nicht. Bereits Hippokrates verkündete das Prinzip »Ähnliches mit Ähnlichem behandeln« im vierten Jahrhundert vor Christus, und diese Einsicht hat sich bis in die Gegenwart erhalten. Denn jeder von uns kennt Ratschläge wie folgende: »Gegen Muskelkater gibt es nur ein Mittel – weiter trainieren« oder »gegen einen Kater hilft nur ein bißchen Alkohol am nächsten Tag«.

Hahnemann besaß einen ausgeprägten Forschergeist, der ihn nach dieser Entdeckung nicht ruhen ließ: Er begann, auf ähnliche Weise eine ganze Reihe von Substanzen zu prüfen, die damals als Medikamente eingesetzt wurden: Er ließ gesunde Menschen kleine Mengen einzelner Substanzen einnehmen und beobachtete aufmerksam, welche Wirkungen sie hervorriefen. Dann suchte er nach einer Krankheit, zu der diese Symptome »paßten« – die also die gleichen Anzeichen verursachte. Und siehe da, seine Vermutung bestätigte sich: Die Krankheit, die solche Symptome hervorrief, konnte meistens mit dieser Substanz gut behandelt werden.

Was sollte das bedeuten? Hahnemann fand für diese so paradox anmutende Wirkung eine Erklärung: Die Symptome einer Krankheit sind keine Eigenschaft dieser Krankheit. Im Gegenteil, sie sind eine Eigenschaft des Körpers; sie sind Anzeichen dafür, daß der Körper mit dieser Krankheit kämpft. Daraus schloß Hahnemann, daß es möglich sein müßte, die körpereigene Abwehrkraft dadurch zu stärken, daß man eben jene Anzeichen unterstützt – dem Kranken also solche Substanzen verabreicht, die normalerweise diese Symptome verursachen.

Aus der Sicht der modernen Homöopathie sind Krankheitsanzeichen keine lästigen oder gefährlichen »Begleitumstände« einer Krankheit. Sie sind vielmehr wichtige »Boten«, die über die Art der Erkrankung Aufschluß geben. Deshalb sollten Anzeichen einer Krankheit nicht bekämpft, sondern gründlich studiert werden.

Das Prinzip: Das Immunsystem nicht außer Gefecht setzen, sondern stärken

Dieser Grundsatz bildet auch heute noch den sprichwörtlichen »Roten Faden« der Homöopathie. Anzeichen von Krankheiten – etwa Schmerzen oder Fieber – sollen nicht bekämpft werden; zumindest nicht, solange sie nicht lebensbedrohlich werden. Symptome zu bekämpfen, hieße das gleiche wie den Boten zu töten, der eine schlechte Nachricht überbringt. Das Übel selbst würde auf diese Weise nicht beseitigt.
Ebenso sinnlos ist es aus homöopathischer Sicht, einzelne Krankheitserreger zu bekämpfen. Ein starkes, gesundes Immunsystem kann den Menschen vor allen – oder zumindest doch vor den meisten – Krankheiten bewahren. Dafür gibt es zahlreiche Beweise: Viele Menschen bleiben völlig gesund, obwohl sich in ihrem Organismus dauerhaft krankmachende Mikroorganismen angesiedelt haben – selbst so aggressive Keime wie Salmonellen, Typhusbakterien oder Streptokokken. Solche Menschen werden »Bakterien-Überträger« genannt. Sie übertragen häufig Infektionen auf andere

Menschen, ohne selbst auch nur zu ahnen, daß die Krankheitskeime in ihnen stecken. So kann zum Beispiel ein bakterienübertragender Koch in einer Kantine wahre Epidemien auslösen; dasselbe gilt für Betreuungspersonal in Kindertagesstätten oder Krankenhäusern. Wieso erkranken diese Menschen selbst nicht?
Ganz klar: Ihr gesundes, starkes Abwehrsystem schützt sie dauerhaft. Und solch ein Abwehrsystem sollte jeder Mensch besitzen – dann wäre es unnötig, Krankheitserreger oder Symptome zu bekämpfen. Die Homöopathie bemüht sich, das Abwehrsystem des Menschen so aufzubauen, daß es diese Aufgabe erfolgreich erfüllen kann.
Homöopathen behandeln auch heute noch mit Medikamenten, die zu Hahnemanns Zeiten getestet wurden. Es gibt ein umfangreiches Nachschlagwerk – die sogenannte Materia medica – in der die geprüften Substanzen aufgelistet sind – zusammen mit einer eingehenden Beschreibung aller Symptome, die sie bei gesunden Menschen hervorrufen.

Wenn Sie eine Krankheit homöopathisch behandeln wollen, müssen Sie genauestens die Symptome beobachten (am besten halten Sie sie schriftlich fest, um nichts zu vergessen). Nicht nur Schmerzen und Körpertemperatur sind wichtig, sondern auch die psychische Verfassung des Kranken – etwa, ob er gereizt ist oder ängstlich; ob er alleine sein will oder Gesellschaft sucht, wie er geschlafen hat, ob er Dunkelheit oder Licht bevorzugt. Als homöopathisch wirksames Medikament wird aus dem Nachschlagwerk dann jene Substanz gewählt, die beim gesunden Menschen die gleichen Symptome hervorruft, wie sie beim Patienten aufgetreten sind.

Zu Anfang des 20. Jahrhunderts wurde »Materia medica« wiederholt auf Richtigkeit geprüft. Es stellte sich heraus, daß die Beschreibung der Wirkungen so, wie sie zu Hahnemanns Zeiten festgestellt wurden, auch heute noch gültig ist.
Die Homöopathie hat sich wegen ihrer beeindruckenden Erfolge bei der Behandlung verschiedener Krankheiten – nicht zuletzt bei der Eindämmung von Cholera-, Typhus- und Scharlachepidemien –

rasch in alle Welt verbreitet. Eine der ersten medizinischen Institutionen der USA war das Institut für Homöopathie, das vor rund 150 Jahren gegründet wurde.

Sektiererischer Unsinn oder wirksame Medizin?

Ist die Homöopathie ein Behandlungssystem – oder eher eine Philosophie? An dieser Frage scheiden sich die Geister der Schulmediziner und der Homöopathen. Nicht die homöopathischen Wirkstoffe sind es, an denen die Kritik der Schulmedizin ansetzt, und selbst die Philosophie, die der Homöopathie zugrunde liegt, wird von vielen Nicht-Homöopathen akzeptiert. Was für die meisten Außenstehenden allerdings nicht nachvollziehbar ist, ist die Dosierung – also die Menge der Wirkstoffe, die in der Homöopathie eingesetzt werden.
Denn die Wirkstoffe werden vor ihrer Anwendung so stark verdünnt, daß in den paar Tropfen, die der Kranke letztendlich einnimmt, nicht mal ein Molekül davon übrig geblieben sein kann. »Eigentlich schluckt er reines Wasser«, meinen die Kritiker. »Und das soll helfen?!«
Tatsächlich ist das ein Argument, das auch Anhänger der Homöopathie schwer widerlegen können. Denn sie wissen selbst, daß es nicht die Menge der Substanz sein kann, die da wirkt. Das wichtigste Prinzip bei der Herstellung von homöopathischen Medikamenten ist ein Verfahren, das »Potenzierung« heißt. Und Potenzierung heißt nicht einfach »Verdünnen«, sondern »Verdünnen und Schütteln«.

So werden homöopathische Medikamente potenziert: Ein Teil der Wirksubstanz (Urtinktur oder pulverisierter Stoff) wird mit neun Teilen Milchzucker oder Alkohol verdünnt und ordentlich geschüttelt. Dann wird von der entstandenen Mischung wieder ein Teil entnommen und wiederum mit neun Teilen Wasser verdünnt – und wieder gründlich geschüttelt. Und so geht es weiter. Wenn insgesamt dreimal auf diese Weise verdünnt und geschüttelt wurde, bleibt – wenn man nachrechnet – in der Mischung gerade noch ein Millionstel der ursprünglichen Wirksubstanz in der Lösung. Diese Lösung hat dann die sogenannte D3-Potenz, in der – aus homöopathischer Sicht – noch sehr viel Wirkstoff enthalten ist.

Am liebsten wird in der Homöopathie mit D3, D6, D9 oder D12-Potenzen behandelt – das heißt, sie wurden sechsmal, neunmal oder gar zwölfmal auf diese Weise verdünnt und geschüttelt. Schon die C-Potenzen setzen eine noch viel höhere Verschüttelung, nämlich ein Teil D1-Lösung und 99 Teile Lösungsmittel voraus.
Trotzdem, so die Lehre der Homöopathie, sei das Medikament um so wirksamer, je höher die Verdünnung – also die Potenz – sei. Denn nicht die Konzentration der Substanz wirke auf den menschlichen Organismus, sondern eben die Potenz. Vielleicht sei es das gründliche Schütteln, vielleicht aber auch etwas anderes. »Wir warten selbst gespannt auf weitere Forschungen, die uns diese Wirkung erklären werden«, meinen die Homöopathen unbeirrt – denn die Methode wirkt – entgegen aller Vernunft.
Zu Beginn des 20. Jahrhunderts wurden in den USA mehrere Studien durchgeführt, in denen die Auswirkungen der homöopathischen Behandlungsweise getestet wurden. In all diesen Studien hatte sich bestätigt: Wenn schwere Infektionskrankheiten mit den damals zur Verfügung stehenden »klassischen« Medikamenten behandelt wurden (Antibiotika gab es noch nicht), starben zwei- bis achtmal so viele Menschen wie bei der homöopathischen Behandlung.

Wenn Leben in Gefahr sind, helfen nur noch Antibiotika

Nach der Entdeckung der Antibiotika hat sich die Situation gründlich zugunsten der Schulmedizin gewandelt. Tatsächlich sind Antibiotika auch heute noch oft wahre »Lebensretter in letzter Minute«. Und kein vernünftiger Arzt – Homöopath oder nicht – würde auf diese Medikamente verzichten wollen, wenn es richtig gefährlich wird. Doch diese hochwirksamen Medikamente haben auch eine böse Kehrseite: Sie schwächen das gesamte Immunsystem so sehr, daß der Patient, nachdem er von der lebensbedrohlichen Infektion geheilt wurde, prompt wieder an einer anderen Infektion erkranken kann. Und da seine körpereigene Abwehr geschwächt ist, dauert es nicht lange, bis er an der darauffolgenden Infektion wieder so schwer erkrankt ist, daß eine weitere Antibiotika-Behandlung unumgänglich wird. Das ganze kann zu einem wahren Teufelskreis werden, aus dem der Patient und sein Arzt nur schwer wieder »ausbrechen« können.

Deshalb ist es so wichtig, Medikamente zu finden, die gegen Krankheiten wirken, bevor diese lebensbedrohlich werden. Diesen Bereich füllt die homöopathische Behandlung auf ideale Weise aus. Unabhängig davon, ob der Wirkungsmechanismus der Homöopathie bekannt ist oder nicht. Denn daß sie wirkt, ist inzwischen in wissenschaftlichen Studien einwandfrei nachgewiesen worden.

Selbst wenn eine Therapie mit Antibiotika unumgänglich wird, sollte gleichzeitig auch eine homöopathische Behandlung vorgenommen werden, betonen viele Anhänger der Homöopathie. Denn nur auf diese Weise ist es möglich, der Schwächung des Immunsystems durch das Antibiotikum entgegenzuwirken.

Völlig verwässert oder stark potenziert – allein die Wirkung zählt

Die Frage der Konzentration sollte nicht überbewertet werden: Die moderne Biochemie liefert ständig neue Beweise dafür, daß die Konzentration eines Wirkstoffs nicht entscheidend ist für seine Auswirkungen. Fast täglich werden neue, hochwirksame körpereigene Substanzen entdeckt – zum Beispiel hormonähnliche Botenstoffe, die von einzelnen Zellen produziert werden und mit denen sich die Zellen untereinander verständigen. So reicht beispielsweise ein Tausendstel eines Gramms von Azetylcholin (eines Botenstoffs, der im Nervensystem wirksam ist) für mehr als zwei Millionen Liter Blut, um meßbare Auswirkungen herbeizuführen (etwa eine Senkung des Blutdrucks). Das Schilddrüsenhormon Thyroxin reguliert den Stoffwechsel im menschlichen Organismus, obwohl es im Blut in einer Konzentration von nur eins zu zehn Milliarden (!) vorliegt.

Die Entdeckung von Substanzen, die in so winzigen Mengen vorkommen, hängt allein damit zusammen, daß jetzt die technischen Voraussetzungen dafür geschaffen wurden, die ermöglichen, diese Substanzen im Organismus aufzuspüren und ihre Konzentration exakt zu messen.

Homöopathische Medikamente wirken nicht durch ihre Konzentration. Es handelt sich eher um einen Katalysator: Der Körper braucht nur eine Art Anstoß, damit die Abwehrreaktion durchstarten kann. Deshalb verordnen viele Homöopathen nur kleinste Mengen des Medikaments – denn mit diesem Impuls sollte es der Körper schaffen, sich selbst zu helfen. »Dann muß man nur abwarten, bis der Kampf des Immunsystems mit der Krankheit ausgefochten ist«, besagt die Lehre der Homöopathie. Und ihre Erfolge geben ihr Recht.

Die homöopathische Wirkung von Calendula

Calendula wird in aller Regel als Urtinktur (unverdünnte Lösung aus Calendula und Alkohol) eingesetzt und hauptsächlich äußerlich angewendet. Dabei ist folgendes Rezept für die Anwendung wichtig:

Zutaten:
- 1–2 TL Urtinktur
- 1/4 l Wasser

Herstellung und Anwendung:
Beides wird miteinander gemischt. Wickel oder Umschläge werden darin getränkt und dann auf die schlecht heilenden oder geschwürigen Wunden aufgelegt.
Homöopathische Calendula-Salben stellt zum Beispiel die Deutsche Homöopathie Union (DHU) unter dem Namen Calendumed® her. Man kann sie in Apotheken genauso kaufen, wie die eben erwähnte Urtinktur.

Das Arzneimittelbild der Calendula officinalis

Darin ist akribisch zusammengefaßt, welche Symptome die Ringelblume bei einem Menschen auslöst, der sie einnahm, als er völlig gesund war (zumeist junge Ärzte aus dem Umfeld des Samuel Hahnemann). Im Umkehrschluß heißt das: Gegen all diese Beschwerden kann nach homöopathischer Lehre Calendula in potenzierter Form helfen.

Bereich	**Wahrnehmung**
Allgemeines	Ruhelos bei Nacht, findet in keiner Lage Ruhe. Eine Wunde entzündet sich wieder mit Schmerzen und Brennen. Verschlimmerung am Morgen (bei mehreren Symptomen).
Geist und Gemüt	Große Gereiztheit, leicht schreckhaft. Während des Frostes ängstlich, mürrisch, sorgenvoll.
Kopf	Verworrenheit des Kopfes wie nach einem nächtlichen Gelage. Am Morgen Schwere im Kopf. Schmerz im Hinterkopf und in der Stirne.
Augen	Lider sehr geschwollen. Das Weiße im Auge ist entzündet. Trockenheit und Beißen in den Lidrändern. Pupillen erweitert.
Gehör	Fährt bei lauten Geräuschen hoch.
Gesicht	Gefühl von Schwellung, von den Lippen zu den Augen und der Stirne sich ausweitend, mit brennend-stechendem Gefühl. Zucken der Hände und im Gesicht.
Herz	Puls unregelmäßig und rasch langsamer werdend.
Verdauungsorgane	Bitterer Geschmack im Hals. Auffallender Speichelfluß in Mund und Rachen. Die Submandibulardrüsen (Unterkieferspeicheldrüsen) sind geschwollen und schmerzhaft bei Berührung, als wollten sie eitern. Appetit vermindert. Anfälle von Übelkeit. Ein bohrend-grabender Schmerz in der Nabelgegend beim Gehen; Stechen in der Mitte

	der rechten Bauchseite bei Bewegung. Erbrechen vom Milch mit Schleim (bei Säuglingen). Ein Stuhl am Morgen, vorher Kneifen und Angstgefühl im Bauch und begleitet von Frösteln. Stuhl weich, mit Schleim überzogen. Gelber Stuhl (beim Säugling).
Harnorgane	Ziehen zeitweise in der Harnröhre, während eines Frostes. Häufiges Harnlassen, Harn ist wasserhell, heiß und brennend. Harn dunkel und übelriechend.
Geschlechtsorgane	Samenerguß in der Nacht
Bewegungsorgane	Ziehende, drückende Schmerzen in den Gliedern. Gefühl von Schwere und Ermüdung in den Beinen. Die rheumatischen Schmerzen treten nur bei Bewegung auf. Konvulsionen, Zucken der Hände, im Gesicht.
Haut	Kleine Bläschen im linken Mundwinkel. Hautjucken. Jucken auf dem Haarkopf. Schwellung und Entzündung der Unterkieferspeichel- und Achselhöhlendrüsen. Eine Wunde entzündet sich wieder mit Schmerzen und Brennen. Gelbliche Färbung der Haut (wie die Ringelblume) bei Säuglingen.
Wärmeregulation	Fröstelnd den ganzen Morgen und sehr empfindlich gegen Luft. Kälte der Hände und Füße. Große Hitze am Nachmittag und Abend mit Durst, aber Trinken ruft Schaudern hervor.

Die innere Anwendung von Calendula in der Homöopathie wirkt unterstützend bei der Wundheilung, kann aber auch bei anderen Symptomen dieses Arzneimittelbildes eingesetzt werden.
Die Dosierung läge dann bei *akuten Zuständen* alle halbe bis ganze Stunde, höchstens zwölfmal täglich, bei fünf bis zehn Tropfen, einer Tablette, fünf bis zehn Streukügelchen (Globuli) oder einer Messer-

spitze Verreibung. Injektionen (1 bis 2 ml) würden bis zu dreimal täglich in die Vene, in den Muskel oder unter die Haut verabreicht werden.

Bei *chronischer Verlaufsform* ein bis dreimal täglich fünf bis zehn Tropfen oder eine Tablette, fünf bis zehn Streukügelchen oder eine Messerspitze Verreibung einnehmen. Injektionen erfolgen in der eben genannten Dosierung nur einmal täglich.

Säuglinge (bis ein Jahr alt) erhalten nach Rücksprache mit einem Arzt höchstens ein Drittel der Dosierung für Erwachsene. *Kleinkinder* bis zum sechsten Lebensjahr die Hälfte, *Kinder* zwischen sechs und zwölf bekommen nicht mehr als zwei Drittel der Dosierung für Erwachsene.

Üblich für diese Mittel ist eine Potenzierung D2 bis D6.

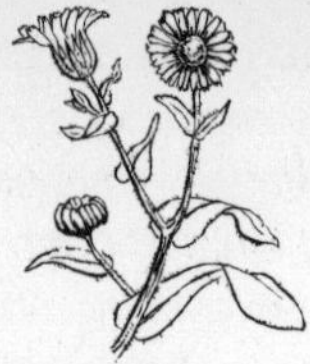

Medizinische Anwendungen der Ringelblume

<u>Akne</u>
Siehe Abschnitt »Tips zur Nachbehandlung von Akne«.

<u>Bartflechte</u>
Siehe »Flechten«.

<u>Blasen</u>
In den Handflächen nach der Gartenarbeit, an den Füßen, wenn zu enge oder noch nicht eingetragene Schuhe drückten – fast jeder hat sich schon mal Hautblasen zugezogen. Sie sind nicht gefährlich, aber unangenehm. Wichtig: Sie müssen sehr sauber behandelt werden, sonst besteht das Risiko, daß sie sich entzünden. Deshalb: Wer eine Blase öffnen möchte, sollte die Nadel und die Blase vorher mit Alkohol aus der Apotheke desinfizieren und den Hautlappen über der Blase möglichst dran lassen oder aber nur mit einer ebenfalls sterilisierten Schere entfernen. Tagsüber wird die Blase mit Calendula-Salbe bestrichen und mit einem Pflaster geschützt. Über Nacht sollte die Salbe erneuert, das Pflaster aber abgenommen werden, damit die Stelle schneller heilt.

<u>Brandwunden</u>
Generell gilt bei Brandwunden: Kein Fett, kein Mehl auftragen, son-

dern die betroffene Hautstelle sollte unter fließendes Kaltwasser gehalten werden. Das Wasser dabei so lange laufen lassen, bis die Kälte den Schmerz quasi mitgenommen hat. Erst nach dieser »Schocktherapie« kann Ringelblumensalbe äußerlich eingesetzt werden. Und zwar wird sie einfach dünn auf die Verletzung aufgetragen. Über Nacht kann man eine leichte Mullbinde auflegen, tagsüber ist es besser, Luft an die Brandwunde dringen zu lassen. Erfahrungsgemäß heilen Hautverletzungen so am schnellsten. Sehr gut helfen auch Umschläge mit Ringelblumentee oder mit der Tinktur (Rezept siehe unter »Verwendung der Ringelblume«).

Cholesterinwerte (erhöhte)

Wenn die Blutfettwerte nicht stimmen, erhöht sich die Gefahr von Herzkranzgefäßkrankheiten und Arteriosklerose. Eine nur zehnprozentige Senkung der Cholesterinwerte verringert das Herzinfarkt-Risiko um rund 20 Prozent. Ein Hauptpfeiler der Therapie ist logischerweise die Ernährung, in der Fett jeglicher Art, vor allem aber gesättigte Fettsäuren (tierische Fette, Butter, Eigelb) gemieden werden sollten. Statt dessen viel frische Kost (Obst, Gemüse). Das Trinken des Ringelblumentees hilft zusätzlich, denn die in ihm vorhandenen Saponine wirken wie ein Magnet auf Cholesterin und Triglyzeride. Damit werden zwei der gefährlichsten Fette im menschlichen Körper bekämpft. Denn diese beiden gelten als Grundlage für Ablagerungen in den Arterien, die schließlich zu Arteriosklerose und Herzinfarkt führen können. Sehr sinnvoll ist auch die tägliche Einnahme eines Eßlöffels Ringelblumenhonigs (Rezept siehe unter »Verwendung der Ringelblume«).

Darmentzündungen

Die chronische Entzündung der Dickdarm-Schleimhaut (*Colitis ulcerosa*) wird häufig bei jüngeren Patienten diagnostiziert. Oft handelt es sich um besonders intelligente, sensible Menschen. Ohne die Auslöser genau zu kennen, geht man von Nahrungsmittelallergien oder aber psychisch belastenden Situationen aus. »Ellenbogen-Typen« sind kaum für eine Colitis gefährdet. Der Verlauf ist immer schubweise. Anzeichen sind: Blähungen, Durchfall, oft Stuhlverfärbungen und krampfartige Schmerzen im Bauch. Doch Vorsicht: Stellt sich zusätzlich noch Fieber oder Schüttelfrost ein, ist der Unterbauch hart gespannt und es entsteht auf der rechten Seite ein Loslaßschmerz, ist's der Blinddarm und der Patient gehört schnellstens ins Krankenhaus! Bei chronischer Darmentzündung kann der absteigende Teil des Darms oder auch der ganze Dickdarm durch Geschwüre und nachfolgende Narben zu einem starren Rohr degenerieren. Es besteht außerdem die Gefahr einer Entartung zu Krebs. Die Ringelblume ist hier für die Behandlung sehr gut geeignet, weil sie entzündungshemmend wirkt und die Vermehrung bestimmter Bakterien stoppt, die mit der Entstehung einer Colitis zusammenhängen. Sehr empfehlenswert ist es, den Ringelblumentee mit 20 Gramm Lakritze (aus Süßholzwurzel gewonnen) anzureichern, die im heißen Tee aufgelöst wird. Achtung: Davon aber nicht mehr als zwei Tassen täglich trinken. Zeigt sich nach einer Woche keine deutliche Besserung, brechen Sie die Selbstbehandlung ab, und gehen Sie zu einem Arzt!

Durchfall

Neben Infektionen können auch Streß, Schock oder psychische Belastungen zu Darmentzündungen und Durchfall führen. Ärzte sprechen immer dann von Durchfall, wenn der Patient öfter als fünfmal am Tag dünnflüssigen Stuhlgang hat, der häufig mit Schleimabsonderungen und Krämpfen im Unterbauch einhergeht. Da sich der Darm mit so einer Aktion eventuell auch lediglich von irgendwelchen Giftstoffen befreien möchte, sollte man Durchfall in den ersten zwei Tagen keineswegs mit harten, schnellwirkenden Medikamenten bekämpfen, die beispielsweise die Darmbewegung (Peristaltik) beeinflussen (verlangsamen). Wenn Sie während des Durchfalls keinen Appetit haben, zwingen Sie sich nicht zum Essen. Der Körper steuert das ganz natürlich. Worauf Sie aber unbedingt achten sollten, ist genügend zu trinken (mindestens zwei Liter am Tag). Und sich zusätzlich aus der Apotheke Elektrolyte zu besorgen! Denn dadurch, daß der Körper während des Durchfalls die Nahrung nicht vernünftig aufspaltet, kann es zu einem Ungleichgewicht im Wasserhaushalt kommen. Und zu starke Entwässerung kann gefährlich werden. Eventuell macht es zusätzlich Sinn, ein Mineralstoffpräparat zu nehmen. Ringelblumentee hilft in solchen Fällen, weil er die gereizten Darmwände beruhigt und zusätzlich den *Escherichia coli* bekämpft, der zum Beispiel bei Reisedurchfällen eigentlich immer beteiligt ist. Noch intensiver wirkt eine Kur mit der Tinktur. Dafür werden alle zwei Stunden (im akuten Fall) jeweils 15 Tropfen Tinktur auf drei Teile Wasser oder Ringelblumentee gegeben. Am zweiten Tag wird diese Schocktherapie auf täglich drei Dosen verringert. Die kann man so lange nehmen, wie der Durchfall anhält.

Falten

Da der Flüssigkeitshaushalt mit der Hormonumstellung im Alter bei Mann und Frau nicht mehr ausgeglichen ist, trocknen die Gewebe langsam aus. Die mangelnde Regeneration strafft nicht nach: Überall entstehen Falten, die mehr sind als nur kleine Lachfältchen. Was tun? Lesen Sie unser Kapitel »Falten wegmassieren – statt operieren«.

Flechten

Mehr als einmal täglich zu duschen kann sie auslösen, ein Mangel an Vitamin D beispielsweise in der sonnenarmen Winterzeit sie begünstigen, ein Pilz kann dahinterstecken oder ein Ekzem: Fast jeder hat mal mit trockener Haut oder gar Hautflechten zu kämpfen. Männer haben dieses Problem oft gerade im Gesicht als Bartflechte. Hier kann Ringelblumensalbe äußerlich eingesetzt werden. Und zwar wird sie einfach dünn auf die Verletzung aufgetragen. Über Nacht kann man auf andere Körperteile als das Gesicht eine leichte Mullbinde auflegen, tagsüber ist es besser, Luft an die gereizte Haut dringen zu lassen. Erfahrungsgemäß heilen Hautverletzungen so am schnellsten. Sehr gut helfen auch Umschläge mit Ringelblumentee oder mit der Tinktur (Rezept siehe unter »Verwendung der Ringelblume«).

Frostbeulen

Klingt nach einem Problem, das nur Polarforscher betrifft. Tatsächlich ist aber Frost inzwischen eine der seltensten Begründungen für

Frostbeulen. Schwere Durchblutungsstörungen, Bewegungsmangel und niedrige Temperaturen (nicht mal unter 0 °C) führen wesentlich häufiger zu den rot-lila-farbenen Knötchen an Füßen und Unterschenkeln. Hier kann Ringelblumensalbe äußerlich eingesetzt werden: Sie wird dünn auf die Verletzung aufgetragen. Über Nacht kann man eine leichte Mullbinde auflegen, tagsüber ist es besser, Luft an die Beulen dringen zu lassen. Erfahrungsgemäß heilen Hautverletzungen so am schnellsten. Sehr gut helfen auch Umschläge mit Ringelblumentee oder mit der Tinktur (Rezept siehe unter »Verwendung der Ringelblume«). Sie sollten in so einem Fall aber zuerst nur lauwarm und später immer wärmer aufgelegt werden.

Furunkel

Abszesse können sich überall dort bilden, wo es Staphylokokken gelingt, unter die Haut zu dringen und in der Tiefe Eiterherde zu bilden. Das können ganz feine Hautverletzungen sein. Ein Furunkel unterscheidet sich im Prinzip kaum von einem Pickel. Er entsteht nur in einer tieferen Hautschicht, ist größer und grundsätzlich an einer Stelle, auf der Haare wachsen. Entzünden sich nämlich Haarfollikel, kann der Furunkel, der sich oft im Gesichtsbereich bildet oder dort, wo Reibung entsteht (zum Beispiel Achselhöhle), ziemlich groß werden. Abszesse und Furunkel sollten auf keinen Fall (auch nicht, wenn sie einen gelben Kopf bekommen) ausgedrückt werden. Damit ist immer die Gefahr einer Infektionsverbreitung verbunden. Hier kann Ringelblumensalbe äußerlich dünn auf die Vereiterungen aufgetragen werden. Pflaster oder Mullbinden schützen die Haut. Sehr gut helfen auch Umschläge mit Ringelblumentee oder mit der Tinktur (Rezept siehe unter »Verwendung der Ringelblume«).

Gallenbeschwerden

Die Symptome einer Gallenstörung lassen sich natürlich behandeln. Und es gibt reichlich Anzeichen: Verdauungsstörungen (Verstopfung oder Durchfall), Völlegefühl, Appetitlosigkeit, Blähungen, belegte Zunge und sogar übler Mundgeruch können auf Störungen in diesem Bereich hinweisen. Schlimmer ist es, wenn sich Schmerzen unter dem rechten Rippenbogen, zeitweises Erbrechen (Entzündung) oder äußerst schmerzhafte Koliken einstellen, die bis in den Rücken und den rechten Arm ausstrahlen – wenn die Gallenblase nicht mehr funktioniert, wird's unangenehm. Die Galle ist so etwas wie die Aushilfe der Leber. Sie tritt immer dann in Aktion, wenn die Leber mit der angebotenen Nahrung nicht mehr allein klarkommt. Und das ist auch der Grund, weshalb Kranke mit Gallensteinen nach der operativen Entfernung der Blase weiterhin Diät (kein Fett, kein Alkohol) halten sollten. Zwar macht es dem Körper nicht allzu viel aus, wenn die Nahrung von der Leber ohne Umwege in den Zwölffingerdarm gelangt, doch der Betroffene sollte sich trotzdem schonen, indem er der Leber nicht zuviel zumutet. Hier hilft am besten eine Teetherapie, bei der die Ringelblume zum Einsatz kommt. Sie wirkt beruhigend, entspannend und schmerzstillend. Hilfreich wäre auch ein Tinktur-Aufguß (Rezept siehe unter »Verwendung der Ringelblume«).

Hals- und Rachenentzündungen

Manchmal sind es nur leichte Beschwerden, die gleichzeitig mit Husten und Schnupfen auftreten. In anderen Fällen oder als Folge einer nicht ganz ausgeheilten Erkältung kann es schlimmer kommen: Die Entzündung der Gaumenmandeln – Angina genannt – ist meist deutlich sichtbar (belegte Zunge, gelbe oder weiße Flecken auf den Mandeln), bringt Schluckbeschwerden und Halsschmerzen mit sich. Sind die Mandeln sehr häufig entzündet und wird die Behandlung verschleppt, kann das Auswirkungen auf den ganzen Organismus, sogar auf das Herz haben. Es lohnt sich also, auch bei leichteren Symptomen gleich etwas zu unternehmen. Denn eine Entzündung im Rachenraum kann ohne weiteres die Stimmbänder in Mitleidenschaft ziehen und zu einer Art gesundheitlichem »Dauerbrenner« werden. Hier kann einerseits Calendulahonig helfen. Dazu läßt man mehrmals täglich einen Teelöffel voll Ringelblumenhonig langsam im Mund zergehen. Je langsamer der Honig die Kehle durchläuft, desto größer ist seine Wirkung. Zum anderen sind Spülungen hilfreich. Dazu wird ein Tinktur-Aufguß hergestellt und damit mehrmals täglich gegurgelt. Am Schluß muß man die Flüssigkeit ausspucken. Alle Rezepte siehe unter »Verwendung der Ringelblume«.

Hände (aufgesprungene)

Gerade im Winter, wenn Kälte, Heizungsluft und der Lichtmangel (führt zu Vitamin-D-Mangel) die Haut strapazieren, ist es sinnvoll, möglichst schnell mit dem Eincremen der Hände zu beginnen. Sollten sich an den rauhen Stellen offene Wunden bilden, kann Ringelblumensalbe sehr schnell und wirksam helfen. Am besten wirkt die auf Schweineschmalz und Kohlendioxid beruhende Salbe, die Sie zum Beispiel in der Apotheke kaufen können. Aber auch alle anderen Salben und Cremes kann man anwenden. Besonderer Trick: Mischen Sie auf der Handinnenfläche eine kleine Menge Calendulaöl mit einem Teelöffel Zucker, und verreiben Sie diese Mischung kräftig in und auf den Händen. Dann mit warmem Wasser abspülen (nicht die Hände waschen!), und die Haut vorsichtig mit einem Handtuch abtupfen. Das Öl über Nacht einwirken lassen. Am nächsten Morgen sind die Hände babypopoglatt und feinporig wie schon lange nicht mehr. Diese natürliche Art von Peeling braucht die Haut zweimal die Woche, bevor Sie täglich mit einer normalen Ringelblumensalbe weiter gegen wintertrockene Hände kämpfen.

Hämorrhoiden

Männer haben mit Hämorrhoiden, also krampfaderartig erweiterten Venen in den Analwänden, mehr Probleme als Frauen. Es gibt unzählige Medikamente dagegen, doch sie schaffen das Problem selten aus der Welt. Oft bleibt nur der Gang zum Chirurgen und eine Operation. Doch zuvor sollten Sie unbedingt noch einen Versuch mit Calendulasalbe unternehmen. Die wird mindestens zweimal täglich auf den After aufgetragen. Zusätzlich helfen Sitzbäder. In diesem Fall sollte man die Ringelblume (30 Gramm) durch Malvenblätter (50 Gramm) und die gleichfalls zusammenziehenden, blutstillenden Gerbstoffe der Eichenrinde (200 Gramm) ergänzen. Eine Handvoll dieser Mischung wird mit einem Liter kochendem Wasser überbrüht. Nach zehn Minuten wird der Aufguß abgeseiht, und die Kräuter werden ein zweites Mal mit einem halben Liter kochendem Wasser überbrüht. Beide abgeseihten Tees werden ins lauwarme Badewasser (heiß wäre nicht gut, fördert die Durchblutung) gegeben. Das Wasser muß die Wanne nur zu etwa einem Viertel füllen, weil es sich um ein medizinisches Sitzbad handelt. Das Bad sollte zehn bis 15 Minuten dauern und einmal täglich durchgeführt werden, wenn die Beschwerden (Blut im Stuhlgang, Jucken und Schmerzen bei und nach der Darmentleerung) akut sind.

Hautentzündungen

Unter den Begriff Hautentzündungen (Dermatitis) fallen alle entzündlichen Hautirritationen, ob allergischen oder anderen Ursprungs. Nur ein Allergie-Test oder eine Untersuchung bei einem Hautarzt kann Ihnen Klarheit über den Ursprung Ihrer Hautkrankheit bringen. Bei allen Hauterscheinungen können sowohl die Salben als auch die Cremes und der Calendulahonig (Rezepte siehe unter »Verwendung der Ringelblume«) zur Anwendung kommen.

Hautkrankheiten

Hautbasaliome, eine meist eher gutartig verlaufende Krebsart, die auch nur selten metastasiert, sind durchaus mit Calendula behandelbar. Die einzige Gefahr, die bei dieser Hautkrebsart besteht, ist die, daß der Krebs unterhalb des kleinen Geschwüres (rötlich, derbe Knötchen oder bizarre, winzige, rot-gelbe Schuppen auf der Haut) streut. Bevor allerdings operiert wird, spricht diese Krebsart sehr gut auf Bestrahlungen an. Deshalb sollte diese konservative Behandlung zuerst versucht werden, bevor der Arzt zum Skalpell greift. In jedem Falle sollte vor einer Operation ein zweiter, womöglich naturheilkundlich arbeitender Arzt befragt werden. Aber auch wenn eine Bestrahlung notwendig ist, sollte Calendula zusätzlich angewendet werden. In diesem Fall wäre es sinnvoll, auf die wirksamste Salbe zurückzugreifen, das heißt auf die Salbe, die auf Grundlage von Schweineschmalz und Kohlendioxid gewonnen wird. Die Ringelblume eignet sich auch für diese schwere Form einer Hautkrankheit, weil sie entzündungs- und tumorhemmend wirkt, einen natürlichen Lichtschutzfaktor liefert und die gereizte Haut beruhigt. Bei allen Hauterscheinungen können sowohl die Salben als auch die Cremes und der Calendulahonig (Rezepte siehe unter »Verwendung der Ringelblume«) zur Anwendung kommen.

Herpes

Bei den Herpes simplex genannten Lippen- oder Fieberbläschen handelt es sich um eine Ansammlung kleiner Bläschen, die im Entstehen schmerzhaft, später rot, wäßrig gefüllt und sehr ansteckend sind. Herpes ist immer auch ein Hinweis auf ein geschwächtes Immunsystem, denn die die Krankheit auslösenden Viren befinden sich ständig im Körper, treten aber nur in Erscheinung, wenn die körpereigene Abwehr nicht richtig greift. Calendulacreme kann hier als Lippencreme oder Salbe direkt auf der betroffenen Stelle helfen. In keinem Fall sollte die Creme mit der Hand aufgetragen werden oder der Lippenstift mehrmals auf der betroffenen Haut zum Einsatz kommen. Besser: Ein Wattestäbchen mit der Fettcreme bestreichen, anwenden und dann wegwerfen. So werden weitere Infektionen verhindert. Wie bei den herkömmlichen Mitteln gilt auch hier: Je früher die Bläschen bekämpft werden, desto schneller verschwinden sie wieder. Der Herpes-zoster-Virus kann auch noch auf ganz anderen Teilen des Körpers in Erscheinung treten: an den Genitalien als Herpes genitalis, am Gesäß als Herpes glutealis (hier sind auch Sitzbäder, siehe Hämorrhoiden, sinnvoll) und auf der Gesichtshaut bzw. auf den Augenlidern als Herpes cornea. Außerdem ist der Herpes zoster auch der Erreger der Gürtelrose. Ringelblumensalben eignen sich generell zur Behandlung solcher Herpes-Infektionen, weil sie schmerzlindernd, entzündungshemmend und heilungsfördernd wirken.

Für die Lippen lohnt sich auch der Einsatz von Ringelblumenhonig (besonders nachts, Rezept siehe unter »Verwendung der Ringelblume«) oder einer speziellen Lippen-Maske nach folgendem Rezept: 200 Gramm saure Sahne werden mit 20 Milliliter Ringelblumentinktur vermischt. Diese Maske wird im Kühlschrank gelagert (ca. zehn Tage haltbar) und jeden Morgen verwendet. Sahne enthält genau die Fette, die menschliche Lippen besonders gut aufnehmen und verwerten.

Insektenstiche

In unserem Kapitel »Verwendung der Ringelblume« haben wir Ihnen bereits ein Rezept für ein Gel gegen Insektenstiche geliefert.

Calendula ist in diesem Zusammenhang ungeheuer wertvoll, weil die Blume entzündungshemmend, abschwellend und juckreizlindernd wirkt. Wer allerdings mehr als einen Mückenstich behandeln will, sollte die Wunde zum Beispiel durch Teebaumöl oder ein anderes desinfizierendes Mittel vorbehandeln. Bei Bienenstichen ist der Stachel vorsichtig aus der Haut zu ziehen, wobei der Stachel seitlich herausgeschoben werden sollte. Ob Sie dafür den eigenen Fingernagel oder eine Pinzette benutzen, ist egal, solange Sie nur dafür sorgen, daß Sie nicht die Giftdrüse der Biene am Stachel noch auspressen, bevor Sie ihn aus der Haut entfernt haben. Denn dadurch verschlimmern sich die Beschwerden an der Einstichstelle beträchtlich. Zur Nachbehandlung empfehlen wir Ihnen dann das oben beschriebene Gel.

Lippen (aufgesprungene)

Schmerzlindernd, entzündungshemmend, heilungsfördernd wirkt die Ringelblumensalbe auf die angegriffene Haut der Lippen. Möglichst nicht sofort ablecken, sondern lange einwirken lassen. Sie kann mehrmals täglich angewendet werden.

Für die Lippen lohnt sich auch der Einsatz von Ringelblumenhonig (besonders nachts, Rezept siehe unter »Verwendung der Ringelblume«) oder einer speziellen Lippen-Maske nach folgendem Rezept: 200 Gramm saure Sahne werden mit 20 Milliliter Ringelblumentinktur vermischt. Diese Maske wird im Kühlschrank gelagert (ca. zehn Tage haltbar) und jeden Morgen verwendet. Sahne enthält genau die Fette, die menschliche Lippen besonders gut aufnehmen und verwerten.

Magenkrämpfe

Manche Menschen haben einen nervösen Magen, auf den aller Ärger und Streß schlägt, andere haben Verdauungsprobleme, die zu Magenkrämpfen führen. Hier hilft am besten eine Teetherapie, bei der die Ringelblume zum Einsatz kommt. Sie wirkt beruhigend, entspannend und schmerzstillend. Hilfreich wäre auch ein Tinktur-Aufguß (Rezept siehe unter »Verwendung der Ringelblume«).

Magenschleimhautentzündung

Es fängt mit Sodbrennen, Völlegefühl bei leerem Magen oder Blähungen an und endet mit heftigen Magenschmerzen, Durchfall bis hin zur Magengeschwürbildung: Die Entzündung der Magenschleimhaut gehört zu den häufigen Krankheitssymptomen. Da Gastritis eine nervöse Erscheinung ist, sollten Betroffene auch mal über ihren Alltag nachdenken, Ärger und Streß ausschalten. Wiederholen sich die Anfälle häufig, lassen Sie sich am besten beim Arzt auf den *Helicobacter pylori* untersuchen, eine Bakterie, die neuerdings für Magen- und Darmgeschwüre verantwortlich gemacht wird. Gehören Sie zu den »Befallenen« (Experten schätzen, daß 30–60 Prozent der Bevölkerung die Bakterie unentdeckt in sich tragen oder bereits unter ihr leiden), wird der Arzt Sie mit einer starken Antibiotika-Therapie davon befreien. Ringelblume kann als Therapie zumindest begleitend angewendet werden. Denn auch sie wirkt entzündungshemmend und antibiotisch. (Am besten machen Sie einen Tinktur-Aufguß nach dem Rezept im Kapitel »Verwendung der Ringelblume«).

Menstruationsstörungen

Schmerzhafte, unregelmäßige, zu schwache oder starke Menstruationsblutungen können die verschiedensten Ursachen haben. Deshalb sollten mögliche körperliche Befunde (krankhafte Veränderungen an Gebärmutter und Eierstöcken, Wucherungen von Gebärmutterzellen, Drüsenstörungen) zuerst einmal von einem Gynäkologen abgeklärt werden. Wenn keine organischen Befunde vorliegen, stellt Calendula eine fabelhafte Möglichkeit dar, diese Probleme, deren Ursachen im psychischen Bereich (Streß, Ängste, Partnerschaftskonflikte) liegen, zu behandeln. Denn sie wirkt regulierend auf die Menstruation, sorgt dafür, daß die Blutungen in normalen Abständen und mit normaler Intensität kommen. Gegen zu starke und schmerzhafte Blutungen empfehlen wir folgenden Tee: Schafgarbe und Ringelblume zu gleichen Teilen mischen, einen Eßlöffel davon mit einer Tasse kochendem Wasser überbrühen, zehn Minuten ziehen lassen und davon täglich drei Tassen schluckweise trinken. Drei Tage vor dem erwarteten Eintritt der Menstruation kann außerdem folgender Tee angewandt werden: Kamille, Brennessel, Schafgarbe, Frauenmantel und Ringelblume werden zu gleichen Teilen gemischt. Teeherstellung und Anwendung wie oben.

Mundfäule

Mundgeschwüre sind besonders bei Kinder recht häufig. Es gibt die verschiedensten Formen von Geschwüren: in den Innenwänden der Wangen große, rote Stellen mit gelbem Zentrum, auf der Zunge, dem Zahnfleisch oder der Mundschleimhaut kleine, cremefarbene, erhöhte Stellen, weiße, bläschenartige Flecken oder weiße Stellen, die aussehen, als seien sie von Schimmel überzogen (siehe auch »Soor«). Calendulaspülungen helfen hier weiter (Rezept siehe unter »Verwendung der Ringelblume«).

Muskelverspannungen

Nach fünf Jahren Pause mal wieder mit Freunden Fußball gespielt? Im Urlaub in einem Gewaltmarsch die ganze Insel umwandert? Solche Aktionen bezahlt man fast immer mit Muskelkater und Verspannungen. Aber auch tägliche Bildschirmarbeit über viele Stunden, eintönige Bewegungsabläufe am Arbeitsplatz (zum Beispiel Jobs am Fließband und an Maschinen) sind oft ein Grund für Muskelschmerzen. Selbst die Psyche (Dauerstreß, Druck im Job, private Probleme, Ängste) kann eine Entspannung der Muskulatur hemmen und so für unangenehme Verspannungen sorgen. Eine Massage mit Calendulaöl dringt tief unter die Haut, lockert die Muskulatur und wirkt durch sein ätherisches Öl auch noch beruhigend auf das vegetative Nervensystem, das wiederum zumindest die psychisch bedingte Verspannung löst. Auch eine Mischung (Verhältnis 1:1) aus Calendulaöl und Johanniskrautöl ist für hierfür sehr geeignet.

Nagelbettentzündungen

Niednägel, die man ständig abknabbert, können sich entzünden und eine regelrechte Nagelbettentzündung zur Folge haben. Aber auch eine Pilzinfektion oder ständiges Nägelkauen können Ursache für die Eiterbildung rund um den Nagel sein. So eine Entzündung ist nicht ernst, aber schmerzhaft – zumindest, wenn sie schnell behandelt wird. Denn andernfalls kann der Nagel letztlich so geschädigt werden, daß er abgenommen werden muß. Bei Nagelbettentzündungen hilft das Fingerbad (beschrieben im Kapitel »Verwendung der Ringelblume«) weiter. Ringelblume wirkt entzündungshemmend und weicht die schon vorhandene Entzündung regelrecht auf, so daß sie hinterher eiterfrei abtrocknen kann.

Nervenentzündungen

Neuralgien können an eine schwerere Krankheit (Diabetes, Gicht) gekoppelt sein oder psychosomatische Gründe haben. So interpretieren beispielsweise einige Psychologen, daß hinter einer Trigeminus-Nerv-Entzündung (grausame Schmerzen an einem dreiteiligen Nervenstrang am Kopf) oft das Grundgefühl des Patienten steht, daß ihm »ständig ins Gesicht geschlagen wird«. Wer unter starken Nervenschmerzen leidet, wird leicht zum Schmerzmittel-Mißbrauch getrieben, weil die meisten Medikamente untauglich sind, diese Schmerzen zu bekämpfen. Ringelblume hat beruhigende, krampflösende Wirkung. Hier hilft am besten eine Teetherapie, bei der die Ringelblume zum Einsatz kommt. Sie wirkt beruhigend, entspannend und schmerzstillend. Hilfreich wäre auch ein Tinktur-Aufguß. Wenn die äußerliche Anwendung in Frage kommt, sind Salben, Wickel und Umschläge günstig (Rezept siehe unter »Verwendung der Ringelblume«).

Nervosität

Wenn das Herz oft rast, der Puls schnell hoch steigt, die Nerven flattern und sich im Magen ein unangenehmes Gefühl aufbaut, man wegen jeder Kleinigkeit ausrastet, kann man locker behaupten, daß der Betroffene nervös ist. Das kann gute Gründe haben (zum Beispiel Termindruck, private Entscheidungen, die getroffen werden müssen, oder die Kinder, die einen nerven), manchmal aber auch scheinbar ohne jeden faßbaren Grund auftreten (oft stecken dann schwere Ängste zum Beispiel um Beruf oder Existenz dahinter). Hier hilft am besten eine Teetherapie mit Ringelblume. Sie wirkt beruhigend und entspannend. Hilfreich wäre auch ein Tinktur-Aufguß (Rezept siehe unter »Verwendung der Ringelblume«).

Prämenstruelles Syndrom (PMS)

Die meisten Männer halten es für ein Gerücht, Wissenschaftler haben seine Existenz bewiesen, und die meisten Frauen leiden daran: das prämenstruelle Syndrom. Die Tage vor den »Tagen« sind oft schlimmer als die eigentliche Regelblutung. Die Symptome sind so vielfältig, wie die Frauen, die darunter leiden. Hier ein kleines PMS-ABC: Aggressivität, Angstattacken, Brustschmerzen, Depressionen, Distanzbedürfnis, Durchfall, Ekelgefühle, Erschöpfung, Gewichtszunahme, Gliederzittern, Hautprobleme, Konzentrationsstörungen, Kopfschmerzen, Libidomangel, Migräne, Minderwertigkeitsgefühle, Müdigkeit, Nervosität, Putzwut, Reizbarkeit, Rückenschmerzen, Selbstmordgedanken, Stimmungswechsel, Übelkeit, Unfallneigung, Unterleibsschmerzen, Verstopfung, Wassereinlagerungen und scheinbar unbegründete Weinkrämpfe gehören zu den beobachteten Problemen. Und – wie gesagt – das sind längst nicht alle Erscheinungen, die PMS mit sich bringen kann. Alle diese Beschwerden können Männer und Frauen natürlich immer haben. Doch beim prämenstruellen Syndrom lassen sie sich genau auf die zweite Zyklushälfte, also nach dem Eisprung und vor der nächsten Blutung, terminieren. Sie wiederholen sich mit dieser Regelmäßigkeit, und sie enden mit dem Eintreten der Menstruation. Frauen, die darunter leiden, geht es meistens in der ersten Zyklushäfte, also nach der Blutung und vor dem Eisprung, deutlich besser als in der zweiten.

Ringelblumentee ist ein ausgezeichneter Begleiter für diese Zeit. Er wirkt krampflösend, beruhigend und regulierend auf die Monatsblutung. Wissenschaftlich erwiesen ist die Tatsache, daß die Ringelblume sich positiv auf die Spannung des Gebärmuttergewebes und dämpfend auf die Erregung des vegetativen Nervensystems auswirkt. Zwei Teemischungen sind erfolgversprechend. Die erste hilft bei Unterleibsschmerzen und Verstopfungsgefahr: 60 Gramm Frauenmantelkraut, 40 Gramm Ringelblumenblüten werden gemischt und dann jeweils ein Eßlöffel voll mit einer Tasse kochendem Wasser übergossen. Zehn Minuten lang zugedeckt ziehen lassen, abseihen und zwei bis drei Tassen davon täglich trinken. Gestartet wird diese Therapie zwei Wochen nach der letzten Blutung.

Wer besonders unter psychischen Problemen leidet, sollte eine zweimonatige Dauertherapie mit jeweils zwei bis drei Tassen von folgendem Tee probieren: 40 Gramm Johanniskraut, 40 Gramm Ringelblumenblüten und 40 Gramm Frauenmantelkraut werden dafür gemischt. Für eine Tasse Tee wird ein Eßlöffel dieser Mischung verwendet.

Pilzinfektionen

Sporen von Schimmelpilzen oder Hefepilzen – mikroskopisch klein – lauern überall: Sie sitzen in Blumentöpfen, im Essen und werden zu einer immer größeren Gefahr. Experten schätzen, daß inzwischen etwa jeder zweite Deutsche Pilze zumindest im Darm hat. Überwiegend kommen Hefepilze allerdings auf der Haut vor und auf den Schleimhäuten – auch im Intimbereich und im Mund. Dann können sie sehr tückisch werden. Wird etwa eine Pilzinfektion nicht ausgeheilt oder kann das Immunsystem die im Körper vorhandenen Pilze nicht in Schach halten, breiten sie sich im ganzen Körper aus, legen lebenswichtige Organe lahm. Es soll hier keine Panik verbreitet werden, aber eine Zahl gibt zu denken: Jährlich sterben in Deutschland etwa 10 000 Menschen an einer Pilzerkrankung! Sogar schon kleine Kinder, die Pilze bei der Geburt von der Mutter über die Genitalschleimhäute mitbekommen haben.
Das Fatale: Eine Pilzerkrankung (Mykose) als Todesursache wird meistens erst vom Pathologen festgestellt. Warum? Viele Ärzte erkennen die Symptome nicht, stellen entsprechend die falsche Diagnose und behandeln verkehrt. Das kann man ihnen nicht einmal zum Vorwurf machen. Denn sind innere Organe wie Herz, Nieren, Lunge von den unheimlichen Pilzen befallen, täuschen sie eine normale Erkrankung des Organs – zum Beispiel eine Nierenentzündung – vor. Entsprechend verschreibt der Arzt dann oft Antibiotika, welche die Sache noch verschlimmern, eine Pilzerkrankung häufig erst richtig zum Ausbruch kommen lassen. Denn Antibiotika zerstören die natürliche Darmflora, welche die Pilze normalerweise in Schach hält. Wird sie zerstört, dringen die Pilze durch die Darmwand ins Blut vor und verbreiten sich im ganzen Körper. Eine Mykose durch zu starke Pilzbesiedelung kann also das Immunsystem schwächen, sagen Experten. Aber: Auch eine normale Pilzbesiede-

lung des Körpers kann ein gestörtes Immunsystem so durcheinanderbringen, daß es zusammenbricht.
Pilzerkrankungen an Füßen, im Mund und auf der Kopfhaut sind relativ leicht zu erkennen. Schwieriger ist die Frage, ob sich Pilze im Darm angesiedelt haben. Sicher läßt sich das nur über eine Stuhlprobe klären, die von einem Labor untersucht werden muß. Einen kleinen Test auf Pilze kann jeder selbst machen: Lassen Sie ein Glas mit Ihrem Urin 24 Stunden lang stehen (am besten in einem verschließbaren Glas, da sonst Geruch entsteht). Entdecken Sie dann gelbliche Brösel darin, sollten Sie sich an einen Arzt oder Heilpraktiker wenden und die Sache näher untersuchen lassen. Hier hilft am besten eine Teetherapie, bei der die Ringelblume zum Einsatz kommt. Sie wirkt beruhigend, entspannend und schmerzstillend. Hilfreich wäre auch ein Tinktur-Aufguß. Gegen Fußpilz helfen die Tinktur pur oder als Wickel und die Salben. Bei Pilzen im Genitalbereich können Sitzbäder von Vorteil sein (Rezept siehe unter »Verwendung der Ringelblume«).

Prellungen
Ein blauer Fleck ist selten ein Grund für eine medizinische Behandlung. Damit lebt man. Aber großflächigere Verletzungen (zum Beispiel aufgrund eines Unfalls) oder tiefe Quetschungen sollte man schon behandeln. Die Ringelblume wirkt beruhigend, entspannend und schmerzstillend. Hilfreich wäre ein Tinktur-Aufguß. Äußerlich sind Salben, Wickel und Umschläge günstig. Sie sollten aber eher kühlen, als die Verletzung zu erwärmen (Rezept siehe unter »Verwendung der Ringelblume«).

Quetschungen
Siehe »Prellungen«.

Schuppenflechte
Die Ursachen dieser bis jetzt kaum zu heilenden Hautkrankheit, die meistens chronisch verläuft und die Betroffenen zum Teil durch Auftreten auf sichtbaren Regionen wie im Gesicht oder an den Armen verunstaltet, sind immer noch nicht klar. Die Psyche der Patienten,

Umweltschäden oder eine Fehlfunktion eines Hautenzyms könnten Grund für die Schuppenflechte (Psoriasis) sein. Das Symptom, rote Flecken mit silbriger Hautschuppenschicht, kann aber bekämpft werden. Hier hilft am besten eine Teetherapie, bei der die Ringelblume zum Einsatz kommt. Sie wirkt beruhigend, entspannend, juckreiz- und schmerzstillend. Hilfreich wäre auch ein Tinktur-Aufguß. Für die äußerliche Anwendung sind Salben, Wickel und Umschläge günstig (Rezept siehe unter »Verwendung der Ringelblume«).

Sodbrennen

Das Aufstoßen von Magensäure bewirkt die unangenehmen Folgen des Sodbrennens. Besonders in der Homöopathie wird Calendula (siehe »Calendula in der Homöopathie«) gegen Sodbrennen eingesetzt. Ansonsten hilft hier am besten eine Teetherapie mit Ringelblume. Sie wirkt beruhigend, entspannend und säurehemmend. Hilfreich wäre auch ein Tinktur-Aufguß (Rezept siehe unter »Verwendung der Ringelblume«).

Sonnenbrand

Oft handelt es sich beim Sonnenbrand schon um Verbrennungen zweiten Grades. Für derartige Hautschäden gibt es in der Apotheke Calendula-Gels, die kühlend, heilend und zugleich beruhigend, entspannend und schmerzstillend wirken. Hilfreich sind darüber hinaus Ringelblumensalben, -wickel und -umschläge (Rezept siehe unter »Verwendung der Ringelblume«).

Soor

Soor ist eine durch den Pilz *Candida albicans* ausgelöste Hauterscheinung. Hellgelbe bis weiße, rauhe Flecken auf der Mundschleimhaut, am Gaumen und auf der Zunge, die man abwischen kann, sind Mundsoor. Darunter wird die Haut wund sein, manchmal bluten. Zudem kann der Betroffene einen pickelig roten Ausschlag rund um den After entwickeln, der ebenfalls Soor heißt. Bei Babys wird er als Windelausschlag bezeichnet. Beruhigend, entspannend und schmerzstillend wirken in diesen Fällen Calendulasalben,

-wickel und -umschläge (Rezept siehe unter »Verwendung der Ringelblume«).

Verbrennungen
Siehe »Brandwunden«.

Windpocken
Die Inkubationszeit für Windpocken beträgt 17 bis 21 Tage, und erkrankte Kinder sollten erst wieder zur Schule gehen, wenn der Schorf von dem Bläschen-Ausschlag abgefallen ist. Manchmal haben Kinder Fieber und Kopfschmerzen während der Windpocken. Andere scheinen aber vollkommen gesund zu sein, wenn sich plötzlich der stark juckende Ausschlag zeigt. Als erstes müssen Sie mit dem Kind einen Arzt konsultieren, der die Windpocken bestätigt. Der wird aber ansonsten wenig tun und Ihnen nur eine infektionshemmende Salbe aufschreiben, wenn der Ausschlag offensichtlich entzündet ist. Beruhigend, entspannend und schmerzstillend wirkt aber auch die Calendula, die keine Nebenwirkungen hat. Hilfreich sind Salben, Wickel und Umschläge (Rezept siehe unter »Verwendung der Ringelblume«).

Wunden
Spitze Welpenzähne, ein kurzer Pfotenschlag Ihrer Katze, das abgerutschte Kartoffelmesser oder der kochendheiße Topfdeckel – gegen all diese Wunden ist Calendula ein sinnvolles Mittel. Sie kann als Salbe direkt aufgetragen werden (auch auf frische oder Brandwunden). Sie brennt nicht, wirkt ein bißchen wie Jod, hilft auch noch gegen Schmerzen und animiert die Haut zur schnellen Heilung. Hilfreich sind Salben, Wickel und Umschläge (Rezept siehe unter »Verwendung der Ringelblume«).

Wundrosen
Die bakterielle Entzündung der Haut (Erysipel) wird durch Kugelbakterien verursacht, die in kleinste Hautverletzungen eindringen und in mehreren Stunden oder Tagen zu schweren Entzündungen führen. Oft ist diese nicht ganz ungefährliche Erkrankung mit Fieber, Schüt-

telfrost, Kopfschmerzen und Erbrechen verbunden. Die natürliche Heilungsmethode des Immunsystems scheint hier zu versagen. Fragen Sie Ihren Arzt oder Heilpraktiker, den Sie unbedingt aufsuchen sollten, ob er es für sinnvoll hält, statt mit Antibiotika mit hohen Dosen des Echinacea-Preßsafts zu behandeln. Aussichtsreich und nebenwirkungsarm wäre eine solche Therapie auf alle Fälle. Wer einmal unter einer Wundrose gelitten hat, sollte bei neuerlichen Verletzungen gleich mit Echinacea-Preßsaft (Schocktherapie, einen Tag lang) und auf der Wunde eventuell mit Teebaumöl vorbeugen, denn die Gefahr einer neuen Infektion ist besonders stark. Die Wundrose ist ein Wiederholungstäter. Beruhigend, entspannend und schmerzstillend wirkt die Calendula im akuten Fall. Hilfreich sind Salben, Wickel und Umschläge (Rezept siehe unter »Verwendung der Ringelblume«).

Zahnfleischentzündungen

Manchmal nur wegen einer kleinen Verletzung, schlimmstenfalls aufgrund von Parodontose, beginnt das Zahnfleisch verrückt zu spielen, blutet, entzündet sich, eitert und kann sogar zurückgehen. Calendula-Spülungen helfen hier weiter (Rezept siehe unter »Verwendung der Ringelblume«).

Herstellernachweis

Ringelblumenprodukte erhalten Sie in allen Apotheken und Reformhäusern gern sowie in gutsortierten Drogeriemärkten.

Information zu einzelnen Produkten erhalten Sie zum Beispiel bei:

Weleda AG Heilmittelbetriebe
Postfach 1320
73503 Schwäbisch Gmünd
Tel.: 07171/9190
Fax: 07171/919-362

Register